ワクチンは怖くない

岩田健太郎

光文社新書

はじめに

こんにちは、岩田健太郎です。感染症を専門にしている医者です。

予防接種という言葉はすでに人口に膾炙《かいしゃ》していると思います。冬になるとインフルエンザワクチンを打つか打たないか。子どもが生まれると各種の予防接種を打つかどうか。最近では高齢者を対象とした予防接種もありますし、海外に行かれる方を対象とする予防接種もあります。

予防接種＝ワクチン接種は日常生活にかなり密接なトピックだと思います。

２０１０年に私は『予防接種は「効く」のか？』（光文社新書）という本を上梓しました。

当時、日本ではインフルエンザワクチンは効く、という人と効かないという人が論争をしていましたが、その論争はあまり噛み合っていませんでした。それはそもそも「効く」という言葉の意味が噛み合っていないためでした。そのため、そもそもワクチンが「効く」とはどういうことなのか？　そういう基本的なところから議論を重ねたのが前著、『予防接種は「効く」のか？』でした。インフルエンザワクチンについての過去のデータは信頼できるものとはいえなかったので、ワクチンは効くのだ、そして毎年効いているのだ、という結論を新しい根拠となるデータとともにお示ししました。

　あれから6年あまりが経ち、当時に比べて「ワクチン後進国」と言われていた日本の予防接種行政は格段に進歩しました。例えば、麻疹《ましん》（はしかとも言います）の排除です。かつて「麻疹輸出国」と揶揄《やゆ》されていた日本ですが、世界保健機関（ＷＨＯ）は２０１５年に「日本は麻疹排除（measles elimination）を達成した」と宣言しました（＊１）。

　もっとも、ＷＨＯは正確には「ブルネイ・ダルサラーム国、カンボジア、日本が麻疹排除を達成したと確認された（Brunei Darussalam, Cambodia, Japan verified as achieving measles elimination）」と報じたのでした。

　ブルネイは国民一人あたりのＧＤＰが68・０９０国際ドルと日本よりも金持ちで、平均余命も男性76歳、女性が79歳と東南アジアではピカイチの健康指標を達成しています（＊２）。

カンボジアは、私が医学医療教育のために、ほぼ毎年訪問している国です。近年経済成長が著しいカンボジアですが、それでも国民一人あたりのGDPは2国際ドルしかなく、アジアでも極めて貧しい国です（＊3）。長い戦乱とポル・ポト派の大虐殺で医療制度は崩壊しており、現在も医療制度そのものを構築しようというさなかにあります。ブルネイはともかく、カンボジアと同じ年にようやく麻疹排除に成功した、というのは日本の歴史や経済規模を考えるとやはり遅きに失した感は否めません。

それに、麻疹を排除できたと言ってもまだまだ油断はできません。一度は麻疹を制圧した予防接種先進国の米国も最近、麻疹のアウトブレイクに苦しみました。２０１４年に米国では27の州で６６７人という多くの麻疹患者が発生しました。２０１５年、そして２０１６年になっても患者は発生し続けています（＊4）。

米国での最近の事例では、麻疹罹患者のほとんどが予防接種を打っていませんでした。外国から持ち込まれたウイルスが、米国内のワクチン未接種者の間で広がってしまったのです。特に２０１４年では、ワクチンを打たないオハイオ州のアーミッシュの間で、フィリピンから持ち込まれた麻疹が流行したのでした。感染症を排除しても予防接種を続けなければならない理由がここにあります。実際、本稿執筆時点（２０１6年11月）にも海外で感染した麻疹患者が多数の観客のいるコンサートに参加したり、関西国際空港の職員が輸入された麻疹ウイルスに感染したりしています。かつての天然痘がそうであったように、地球上から麻疹ウイルスが消えてなくなるまでは麻疹ワクチンは欠かせない存在です。

よく誤解されていることですが、定期予防接種は「強制接種」ではありません。日本でも米国でも予防接種を強要されることはありません。現行の予防接種法も1970年代に改正されて強制接種の罰則制度などが廃止になっています。米国では大学などの入学要件に予防接種か抗体検査陽性の証明が必要ですが、医学上、宗教上の理由で特別にそういう証明を免除されるのが一般的です。だから、予防接種行政が進んでいる米国でも未接種者は相当数いるのです。排除された麻疹のアウトブレイクの可能性は残り続けるのです。

私が所属する神戸大学でも2008年に麻疹のアウトブレイクがあり、再発防止のために入学、入職者には麻疹、風疹《ふうしん》の予防接種あるいは抗体検査陽性証明が必要になりました（＊5）。医療実習のある大学院医学研究科・保健学研究科では加えて水痘《すいとう》やムンプス（流行性耳下腺炎）の証明も必要です。しかし、麻疹、風疹、水痘、ムンプスいずれのワクチンも生ワクチンで、免疫抑制（病気や薬のせいで体の抵抗力が弱った状態）がある場合などでは予防接種は禁忌です。こうした特殊事情のある方では、予防接種は免除されるのです。

ときに、アーミッシュは移民当時の生活習慣をそのまま守っているプロテスタントの一団体です。電気も用いず、農耕や牧畜を行い、自給自足の生活をしています。ハリソン・フォード主演の『刑事ジョン・ブック 目撃者』という映画でアーミッシュの生活が紹介されていましたから、ご存じの方も多いでしょう。

しかし、実はアーミッシュのほとんどは子供に予防接種を打たせているのです。宗教上の禁忌ではなかったんですね。そして、予防接種を打たせない一部のアーミッシュたちは決して宗教的な理由で打たせていないのではありませんでした。なぜ親がワクチンを打たせないかというと、ワクチンの副作用を恐れてのことだったことがオハイオ州での調査で分かっています（＊6）。麻疹ワクチンを打つと自閉症になる、という話を信じていたからです。

予防接種を打つと自閉症になるのかは、本書で詳しく説明します。いずれにしても、国内外でワクチンの安全性や有効性にはまだまだ不安の声が大きいのだ、ということがアーミッシュの事例で分かります。ネット上では予防接種は危険だ、そして効かないと主張するサイトがたくさんあり、人々の不安を助長しています。

前著では私は予防接種のダークサイド、安全面の問題などもあえて強調して述べました。特に、安全管理がしっかりしていなかった昔にはワクチンが原因で人々の健康が損なわれる事例もたくさんありました。京都と島根で戦後まもなく発生したジフテリア事件などがその一例です。ワクチンのいわば黒歴史を振り返り、２０１０年に至る経緯を説明したのが前著でした。

本書は前著を踏まえて、ワクチンの現在と未来を論じてみようと思います。そして、ワクチンの現在と未来を考えるとき、私は〈予防接種は「効く」のだ〉という、肯定的な結論を本書で述べることでしょう。それは何故なのか。ぜひ本文をお読みください。

もちろん、２０１６年の現在でも予防接種に問題がないわけではありません。特に大きな問題として、いわゆる子宮頸がんワクチンの問題を取り上げようと思います。それから、化血研（化学及血清療法研究所）に代表されるワクチン製造業者、販売業者の問題も検討したいと思います。

【注】

（＊１）World Health Organization News release http://www.wpro.who.int/mediacentre/releases/2015/20150327/en/　閲覧日２０１６年６月24日

（＊２）ＷＨＯによる　http://www.who.int/countries/brn/en/　閲覧日２０１６年６月24日

（＊３）同右　http://www.who.int/countries/khm/en/　閲覧日２０１６年６月24日

（＊４）米国疾病予防管理センター（ＣＤＣ）　Measles Cases and Outbreaks http://www.cdc.gov/measles/cases-outbreaks.html　閲覧日２０１６年６月24日

（＊５）http://www.kobe-u.ac.jp/campuslife/support/certificate/anti-measles-registrationH22.html　閲覧日２０１６年６月24日

（＊６）Wenger OK et al. Underimmunization in Ohio's Amish: Parental Fears Are a Greater Obstacle Than Access to Care. Pediatrics. 2011 Jun 27;peds.2009-2599

ワクチンは怖くない——目次

はじめに　3

第1章　子宮頸がんワクチンとメディア
――ワクチンの現在 ……………………………… 17

(1) 子宮頸がんワクチンを総括する

ワクチンは自閉症の原因にはならない／ワクチン保存料の健康リスク／安易な善意はむしろ有害／子宮頸がんワクチンの積極的接種勧奨は再開すべき／ワクチンの是非を考えるうえで必要なこと／ワクチンを特権化してはいけない／予防と医療の線引きは難しい／苦しみは主観的なもの／「予防」は効果が実感し難い／感情問題には等しい配慮と眼差しを／ワクチンの議論に「立場性」はNO／予防接種の目的は個人の健康／子宮頸がんワクチンの利益／後年になって効果が実証されたB型肝炎ワクチン／「100%完全なデータ」は存在し得ない／やや理不尽な「全死亡率」の希求／子宮頸がんワクチンのリスク／HANSとは何か／現在は仮説にすぎないHANS／現時点で求められる誠実な対応／ワクチンと訴訟の

不幸な関係／子宮頸がんワクチンは選択肢の一つにすぎない／子宮頸がんワクチンのあるべき姿

(2) ワクチンとメディア
薬害研究班の捏造疑惑?／信州大学の発表／新聞・テレビが医学に落とす暗い影／批判的吟味はゼロ／「はじめに結論ありき」／ジャーナリストは誇れる仕事を

第2章 感染症と戦う ——ワクチン・免疫とは何か …… 91

(1) ワクチンと免疫
免疫とは何か／「自然免疫」と獲得免疫／「自然免疫」とは／点滴は「諸刃の剣」／皮膚はすごい／「自然免疫」はジェネラリスト／「自然免疫」にまつわるファンタジー／獲得免疫はスペシャリスト／獲得免疫の問題点

（2）日本のワクチン
ワクチンとは／ワクチンは人工的なのか／「人工」か「自然」かは不毛である／なぜ何度も繰り返して接種するのか／同時接種について／情報不足・科学的根拠に欠ける医薬品の添付文書／同時接種に対する日本小児科学会の見解／接種部位の問題とは／インフルエンザワクチンの再総括／テスト・ネガティブ・デザイン／ＬＡＩＶにみる欧米と日本の予防接種ポリシーの差／インフルエンザワクチン効果なし？ の報道／ポリオの根絶とワクチン／成人向け肺炎球菌ワクチンは「効く」のか／薬剤耐性菌の存在／劇的に効く小児向け肺炎球菌ワクチン

第3章 「あなたの健康」を目指せ！
――ワクチンの未来と理念 …………………… 163

（1）脅威となる感染症
地球規模での広がりを見せる感染症／「まれな感染症」だけでなく「いまそこに存在する感染症」を／蚊が媒介する感染症／まれな感染症でも無関係ではいられ

ない／呼吸器感染症／バイオテロ対策／よくある感染症のワクチン／結核・ＨＩＶ・マラリア

（2）ワクチンの未来を語る

ヘリコバクター・ピロリ／ピロリ菌にみるワクチンの未来／現存するワクチンには欠点も多い／ベターなワクチンを／ロタワクチンの改良／ワクチンの運用上の問題／キャッチアップによる健康上の利益／災害時のワクチンについて／国内ワクチンメーカー保護の是非／国民の健康という「国益」／米国の予防接種制度／日本の予防接種制度はというと……／ビジョンのない予防接種行政／日本の予防接種のあるべきビジョン／なぜ訴訟に到るのか／あくまでも大切なのは「私の健康」／予防接種行政は理念を持て／医療者は何をすべきか／私たちとワクチン

参考文献　234

あとがき　235

第1章

子宮頸がんワクチンとメディア

――ワクチンの現在

（1） 子宮頸がんワクチンを総括する

ワクチンは自閉症の原因にはならない

麻疹ワクチンを打つと自閉症になるという主張は米国でも日本でも、そしてその他の国でもよく流布する噂です。研究者のなかにもこうした主張はありました。

有名なのがウェークフィールド事件です。

英国の医師、アンドリュー・ウェークフィールドは麻疹を含む3種混合ワクチン（MMR）と自閉症の関係を主張し、MMR接種後に自閉症を発症した12人の小児の事例を報告する論文を発表しました。この論文は自閉症を持つ親たちの間で強く信じられ、彼らは自分たちの子供に打たれたMMRを非難しました。また多くの親たちは子供が自閉症になるのを恐れて予防接種を拒否しました。そして多くの子供たちが麻疹などの感染症に苦しんだのです。

しかし、この論文のデータは捏造されたものでした。ウェークフィールドが「MMRを接種して1週間で自閉症を発症した」と述べた子供の親は、その事実を否定しました。子供の症状はMMRを接種する「前から」始まっていたのです。原因が結果の後から生じることは絶対に有り得ません。ウェークフィールドは、12人の子供がＭＭＲ接種前には「正常だった」と書いていましたが、実はこの子供たちのなかには、（ＭＭＲ接種前に）発達障害を持っていた子供もいました。自閉症を発症した子供たちは腸炎も合併していたと報告があり、その炎症を示す病理組織所見も併記されていましたが、これは事実ではありませんでした。実は12人中９人の腸管組織は「正常か、ほとんど正常」だったのです。ＭＭＲ接種から何ヶ月もたってから自閉症を発症したデータは隠蔽されていました。「接種後数週間で自閉症を発症する」という物語を作るためです。ウェークフィールドは事実をねじ曲げていたのです。

実は、ウェークフィールドはワクチンメーカーを訴える計画に関与していました。問題の論文ができる前から、訴訟を目論んでいた弁護士から、40万ポンド以上もの報酬も受け取っており、ワクチンと自閉症との関係をでっち上げ、訴訟を起こして多額の賠償金をせしめようとしていたのです（＊1）。

それでも、今でも多くの親たちはウェークフィールドを信じています。まるで宗教の信者が神を信じるように。最近、米国で麻疹のアウトブレイクが起きていることはすでに述べましたが、患者の多くはＭＭＲを接種しておらず、その親たちのなかには未だにウェークフィールドを信じている人たちもいるのです（＊2）。

データの捏造が発覚し、後に論文は撤回されます。ウェークフィールド自身も英国で医師免許を剝奪されました。この話は前著『予防接種は「効く」のか?』でも紹介しました。

そして、その後英国、米国、そしてデンマークで大規模な小児の調査が行われ、MMRは自閉症と関連がないことが明らかになりました(＊3)。

ワクチン保存料の健康リスク

さて、ワクチンの保存料であるチメロサール(エチル水銀チオサリチル酸ナトリウム)も自閉症などの神経疾患との関係がしばしば主張されます。

確かに水銀を過量に摂取すると神経に障害を起こすことがあります。公害病として問題となった水俣病はメチル水銀で汚染された海産物を食べたことが原因でした。メチル水銀は消化管から吸収されやすい性質を持っているのです。

ただし、これは「程度問題」です。メチル水銀が身体に入るとすべてダメ、なのではなく、ごく少量であれば人体の健康には悪影響はないのです。

自然界で取れる魚にもメチル水銀が含まれています。キンメダイやメカジキ、メバチマグロなどからメチル水銀が検出されています。しかし、たまに食べる分には神経に影響をあたえるようなことはありません。

厚生労働省は妊婦に対してはこうした魚をあまり食べ過ぎないよう注意しています（＊4）。お腹の胎児に対する影響を懸念してのことですが、しかし「食べるな」と禁止しているわけではありません。キンメダイも週に1回程度なら大丈夫。キンメダイが好きな人でもたいていは週1回よりもっと摂食頻度は低いでしょう。過度に心配し過ぎると、その不安そのものが健康に悪影響を与えかねません。妊婦でなければ、成人でも子供でも特に魚介類の摂取制限はありません。自然界から入ってくる程度のメチル水銀では、非妊婦の健康には悪影響を及ぼさないのです。

ワクチンにチメロサールが入っている場合、その量は水銀に換算すると1回の接種あたり、25～50μg程度です。μg（マイクログラム）とは㎎（ミリグラム）の千分の1です。㎎とはg（グラム）の千分の1です。25μgは、25gの百万分の1ということになります。

妊婦に許容されているキンメダイの摂食量は1週間に80g程度です。キンメダイには0・54ppm程度の水銀が入っています（＊5）。ここでのppmは㎎／㎏で換算できます。80gのキンメダイには水銀にして0・54×80÷1000＝0・0432㎎、つまり43・2μgの水銀が入っているのです。お腹に成長途中の胎児がいる妊婦ですら、「毎週」43μg以上の水銀摂取が許容されているわけで、ワクチン内の水銀がいかに微量かが分かります。例えば、年1回（場合によっては2回）接種するインフルエンザワクチンなどは（妊婦が毎週食べることができる水銀摂取量と比較すれば）まったく気にしなくてもよいと私は思います。

もっとも、これは「理屈」です。言い換えるならば、前提から結論を得ていく、演繹法です。妊婦に許容されている水銀量から、ワクチンに含まれている水銀量が多いものではないことが推察されます。しかし、医学の世界では推察、演繹法だけでは正しいということにはなりません。現実世界を観察し、本当に理屈通りかどうかを確認する帰納法でその理屈の正しさを検証することが必要です。

予防接種（とそれに含まれる水銀）と自閉症の関係を調べる疫学研究はいくつも行われています。そうした論文を全部集めてデータの再分析を行うことを「メタ分析」（分析の分析）といいます。そうやって125万6407人の子供を対象とした前向き観察（コホート研究といいます）と、9920人の子供を対象とした過去のデータの解析（ケースコントロール研究といいます）を再分析した研究があります。検証された論文には日本の論文も含まれていました。メタ分析の結果、チメロサールやその中にある水銀曝露と自閉症には関連性がないことが分かりました。また、この研究ではMMRと自閉症との関係も調べていますが、こちらも関連性はないことが明らかになりました（＊６）。演繹法的にも妥当と思われたチメロサールの使用は、帰納法的にもその妥当性が確認されたのです。

しかしながら、チメロサールの健康リスクを懸念する人は現在でも少なくありません。日本で提供されているワクチンは現在、チメロサールの入っていないものも選択できます。気になるという人はそういう「チメロサールフリー」のワクチンを提供してくれる医療機関で予防接種を受ければよいでしょう。ただし、チメロサールはワクチンの保存料です。ワクチンの保存能力が損なわれてしまうリスクをここで考慮に入れなければなりません。副作用を恐れて本来のワクチンの効果が損なわれていれば、本末転倒だからです。

安易な善意はむしろ有害

いずれにしても、インチキな医師がデータを捏造してしまうことが、いかに医学界と人々の健康に悪影響を及ぼすかがウェークフィールドの事例から分かります。

ウェークフィールドのコメントを聞いていると、彼は決して悪意に満ちた、悪魔的な人物ではないいんじゃないかという印象を受けます。むしろ自閉症に苦しむ子供たちの親のことを考えて、よかれと思ってやっていたふしがあります。

しかし、医学においてそのような安易な善意はむしろ有害です。麻疹に苦しむ多くの子供たちに対して、ウェークフィールドは実に不誠実な態度をとっていました。自閉症はＭＭＲのせいだという信念を固着させ、それ以外の可能性をまったく顧慮《こりよ》できなくなった気の毒な親たちの苦悩も、ウェークフィールドの責任です。

医学においては、いや、自然科学を含めたすべての学問において、もっとも大切なのは誠実さです。誠実さとは、自分にとって都合の良いデータだけではなく、都合の悪いデータもちゃんと直視することです。事実を捻《ね》じ曲げないことです。

私はワクチンを接種する医師ですが、ワクチンを全能視してはいけない、ワクチンがもたらす有害事象には誠実でありたいといつも思っています。また、ワクチンがこれまで起こしてきた数々の問題の歴史を隠蔽したり、矮小化したり、看過してはいけないとも思っています。いや、ワクチンのみならず、すべての医療行為に対しても、その利益とリスクを平等に勘案し、本当にその医療行為が患者に利益をもたらしているのか、そのリスクが利益を上回っていないかどうか、厳しく検証すべきだと思っています。そして、もしそのリスクが利益を上回るようであるならば、そのような医療行為は（予防接種も含めて）許容してはいけないとも思っています。

同様に、読者のみなさんもワクチンを全能視すべきではありません。同時に、ワクチンの全否定も危険です。自分に都合の良いネットの情報だけをつまみ食いし、自分の耳に心地よい言葉を発する人の言葉だけを信じ、それ以外のデータ、それ以外の事実、それ以外の言葉を全否定する人が少なからず存在し、ワクチンを事実以上の悪者に仕立てあげようとしています。ウェークフィールドと仲間の弁護士たちがそうしたように。ワクチンの問題点を指摘するのはかまいませんが、このような不誠実な態度は決して許されることではないのです。

子宮頸がんワクチンの積極的接種勧奨は再開すべき

次に、現在日本でもっとも議論されているヒトパピローマウイルス（ＨＰＶ）ワクチン、いわゆる子宮頸がんワクチンについて検討します。

ヒトパピローマウイルスは尖圭《せんけい》コンジローマという陰部などにイボができる病気、それから子宮頸がんの原因です。他にも肛門がんなどの原因にもなります。

これを予防するために開発されたのがＨＰＶワクチンです。一般に子宮頸がんワクチンと呼ばれているのがこれです。子宮頸がんワクチンという名称は科学的に妥当ではない、という意見もあるかもしれませんが、みなさんがよくご存知の名称のほうが分かりやすいと思います。ですから、本書ではあえてこれを「子宮頸がんワクチン」と呼びます。

子宮頸がんワクチンは、がんの予防に有用だということで、積極的にこれを勧める意見もあります。その一方で安全性に問題があり、副作用の観点からこれに反対する意見もあります。しかし、この問題に決着をつけるのがこの項の目的です。

最初に結論を申し上げておきます。現在、厚労省は定期接種である本ワクチンの積極的接種勧奨を一時的に差し控えました（2013年6月）。私も当時、自分のブログで「状況がはっきりするまではそのような一時的な差し控えは妥当だ」と申しました（＊7）。しかし、あれから3年以上経ちました。私は、積極的接種勧奨は再開すべき時期にきていると考えます。

子宮頸がんワクチンは一定の割合で重大な副作用を起こします。その一方でこのワクチンは、がんの予防という大きな成果ももたらすでしょう。全体としてはこのワクチンが積極的に活用されることで日本にいる女性の健康に寄与するところは大きい。それが、私がこのワクチンの積極勧奨を再開すべきだ、と考える理由です。ただし、一つ条件があります。それは、副作用に対する補償です。本ワクチンで生じる副作用についての十分な情報提供が事前になされ、不幸にして発生した副作用については、その後のケアをしっかりと行っていき、妥当な補償をすべきであるというのが、私の考えです。

どうしてこのような結論が導き出されるのか？　それをこれから説明します。

ワクチンの是非を考えるうえで必要なこと

さて、これからの私の説明は非常に長くなります。

なぜ長くなるかというと、ワクチンの是非といった複雑な問題は、安易な決めつけや思い込みで早急に結論づけてはならないからです。断片的な、部分的な議論、一部のデータだけをもちいた検討もよくありません。よって、慎重で長い議論は欠かせないのです。

さて、そのような長い議論をするうえで、まず第一に、私はワクチンを特権化してはならない、という議論をします。ワクチンを他の医療とは異なる特別な存在として扱うと、議論を誤るからです。

第二に、私は議論に立場性を持たせてはならない、と主張します。ある特別な立場から、自分本位の議論をすれば本質を見誤ります。「○○の立場から」という言い方をしてはいけないのです。本問題はゼロベースではじめなければなりません。結論ありきの議論をしてはいけないのです。

予防接種については「個人の予防か、集団の予防か」という議論がしばしば行われます。この点についても、子宮頸がんワクチンという文脈で確認します。

最後に、医療の是非を論じる場合は、利益とリスクの両方を検討しなくてはなりません。どのような利益とリスクがどのくらいの頻度で、そしてどのくらいの確度で起きているかを検討します。「確度」とは何かについては、追って説明します。リスクだけ、利益だけの検討では不十分です。

ワクチンを特権化してはいけない

では、まずワクチンを特権化してはいけない、という話をします。

医療の世界では、ワクチンは特殊な存在として、医療の他の方法と区別せよ、という考え方があります。

これは間違った考え方です。ワクチンは決して特別な存在ではありません。薬とか手術とかいった、他の医療のツールと同列に扱うべきです。

いや、薬や手術が病人に対して行われるのに対して、ワクチンは健康な人間に対して行うものだ。だから同列に扱ってはならない。そういう議論もあります。しかし、これは間違いです。

第一に、現在病気の人に医療を行う（治療）のも、将来病人になるのを防ぐ（予防）のも、「人の健康を目的（アウトカム）とする」という観点からは同じだからです。

よい治療は病気を治し、よい予防は病気を起こさないようにします。結果としてもたらされる人の健康という点では同じことです。だから、ワクチンは健康な人を対象に行う予防的行為だという根拠から、他の医療と同列に論じてはならないという意見は、アウトカムから逆算すると間違いなのです。

ただし、予防と治療の違いはもちろん存在します。しかし、ここで思考停止に陥ってはなりません。大切なのは「どう違うのか」という点です。「違っているから同列に扱えない」というのは間違いです。違っていたとしても、人の健康という共通アウトカムからは同列に扱えるのです。そういう「より大きな観点」からは一般化が可能なはずです。そもそも、すべての医療行為には細かな違いがたくさんあります。だから、「違いがある」という一点の理由だけで一般化を拒む根拠にはなりません。そのような過度の個別化をしてしまえば、「すべての事象は個別の事象」という身も蓋もない結論になってしまい、すべての医療行為の妥当性は検証できなくなり、出たとこ勝負のバクチのような医療があたりまえになってしまうでしょう。その場合は良い医療を良い医療と指摘することもできませんし、間違った医療を間違った医療であると指摘することもできません。ワクチンの副作用問題も「たまたま偶然でしょう」の一言で片付けてしまうことも可能です。それでは、結局困るのは医療サービスを受ける日本の国民、住民です。

実際、戦後まもなくできた予防接種法には、予防接種には副作用は起き得ないという「ゼロリスク信仰」がありました。接種後、人に有害事象が起きてもそれはすべて「その人の特異体質」の一言で片付けられていたのです。このことは前著『予防接種は「効く」のか?』で述べました。もちろん、こんな乱暴な議論はありません。

議論を乱暴にしないためには、細かい違いは捨象して、一般的な共通項でくくってグループ分けするのが必須です。そのような一般化こそが理性的な医療の評価を可能にします。予防接種の評価についても同様です。

予防と医療の線引きは難しい

そもそも、薬や手術だって予防目的に行われることもあります。そういう観点からも、予防接種を特権化してはいけません。

例えば、アスピリンは血小板の機能をブロックする薬です。心筋梗塞など血管を詰まらせる病気を予防するために飲み続けます。マラリアの予防にも薬を用いますし、最近ではエイズを予防するための予防薬（ＰｒＥＰ）という方法も用いられるようになりました。

特別ながんを起こしやすい遺伝子を持っている人には手術が予防的に行われることもあります。大腸がん予防のために大腸を切除したり、乳がん予防のために乳房切除をするのです。「予防のための手術」というわけです。

「予防」と「治療」の線引きは案外、難しいものです。ツベルクリン反応陽性者に対するイソニアジド投与はかつて「結核予防」と言われていました。現在では潜在性結核感染症という疾患の「治療」とされています。起きている現象が変わったのではありません。我々の視点と解釈と定義が変わっただけなのです。

糖尿病の治療も、高血圧の治療も、コレステロール（脂質異常）の治療も、肥満の治療も、いずれもが血管系の疾患その他の「予防」と解釈することができます。だから、血糖値が下がるだけで血管などの病気を予防しない薬は「良くない薬」とされるのです。血糖値を下げることが目的ではないからで、そういう観点からは上記の薬はすべて「予防薬」です。

アスピリンは、俗な言葉で言えば「血液をさらさらにする」薬です。だから血管が詰まるのを予防するのに役立つわけですが、それゆえに出血のリスクが伴います。アスピリンを予防的に用いるのはアスピリンがリスクのない薬だからではありません。出血などのリスクをはるかに上回る「心筋梗塞などの予防」というアウトカムが得られるから、相対的に「そっちのほうが得」になるのです。

ただし、心筋梗塞のリスクが小さい人に対しては、アスピリンの副作用のリスクのほうが相対的に大きくなってしまいます。だから、そういう人には飲まないほうがよい、ということになるのです。

糖尿病の薬、高血圧の薬、すべての薬には一定の割合で副作用が起きます。痛風発作の予防には尿酸値を下げる薬を使いますが、尿酸値を下げる薬にも一定の副作用が起きます。だから海外では尿酸値が高いだけの（痛風が起きていない）患者には薬の使用を推奨していません。残念ながら日本の医者には、尿酸値が高いというだけで尿酸値を下げる薬を処方する方がとても多いです。尿酸値を下げることは本来の目的ではなく、痛風発作を予防するのが目的なはずなのに。これでは薬の副作用のリスクのほうが大きくなってしまいます。実際、尿酸値を下げる薬の副作用で重篤な皮疹を起こして入院するケースをしばしば観察します（薬剤性過敏症症候群：ＤＩＨＳ）。こういう患者さんを生み出す方を見るたびに、一体、この方の医療は何を目指しているんだろう、と嘆息します。それは、患者さんの検査値の正常化「そのもの」ではないはずです。目的と手段の顛倒《てんとう》がそこには見られます。

マラリアの予防薬、エイズの予防薬、どちらもリスクが高い人には大きな利益をもたらしてくれます。薬そのもののリスクはありますから、例えば日本のようにマラリアのない国に住みながら薬をのむのは理にかなっていません。エイズは性感染症ですから、感染リスクのない方（例えばセックスをしない人）が薬をのむのも理にかなっていません。マラリアの予防薬、エイズの予防薬の副作用のリスクのほうが大きくなってしまいます。手術もときに合併症を起こしますから、これだってリスクがないわけではありません。

このように医療行為はすべてリスクを伴うものです。予防においても、ワクチンにおいても例外ではありません。したがって、問題は「リスクがあるか、ないか」ではありません。リスクはあるに決まっているからです。大切なのは、どのようなリスクがどのくらいあるか、そして得られる利益はそのリスクに見合ったものなのか、ということです。利益が十分に大きければ、医療のリスクがあったとしてもその医療行為は正当化されます。

予防か治療かというのは「人の健康」という大きな目的のもとではあくまでも相対的な違いに過ぎません。そして、ワクチン以外の医療行為にも予防的に用いられているものは多く、ワクチンだけが特別な存在ではないのです。

以上のことから、ワクチンが予防のために健康な人に用いられるということは、ワクチンを決して特権化し、特別視する根拠にはならないことが分かりました。ワクチンはあくまでも「医療行為の一つの選択肢」に過ぎません。色眼鏡をかけず、そのような選択肢として、医療全体の見方（パースペクティブ）でワクチンを考えなければなりません。

苦しみは主観的なもの

ただし、予防的な医療と治療的な医療の違いについてもここで検討しておく必要があります。

一つは、病気にかかった方が何らかの治療を受け、その副作用で苦しんだ場合は、その苦痛は相対的には小さくなるということです。健康な方が副作用で苦しむ場合はより苦痛が大きくなるのです。

数値化すると、わかりやすくなるかもしれません。病気にかかった苦痛を例えば10という数値に置き換えましょう。苦痛は正確には数値化できませんから、ここではあくまで「例えば」の話です。もし医療行為の副作用でさらに10の苦痛が生み出された場合、その苦痛は20

になります。

さて、健康な方が予防的な医療を受け、副作用でやはり10の苦痛が生じたとしましょう。前者の場合も後者の場合も、与えられた苦痛は10なので、絶対的な苦痛の増加分には違いはありません。

しかし、相対的には異なります。前者の場合、苦痛は10から20になったので、その苦痛は相対的には五割増しなのです。しかし、後者の場合はもともとの苦痛はゼロ。ゼロだった苦痛が10になったので、その苦痛の相対的な増加の割合はずっと大きくなるのです。もしかしたらその予防行為で将来の病気のリスクがなくなっていた可能性もあるのですが、「経験しなかった苦痛」は勘定には入らないのです。

人間は冷徹に論理的に、苦痛や快楽を認識しません。絶対的には治療も予防もリスクのあり方は同じなのですが、相対的に感じると、そうとは認識できないのです。感じ方の違いといえば、そういえるかもしれませんが、そもそも医療は人の主観的な苦痛や苦悩からの解放も大きな目標にしています。主観だからといって、決して蔑《ないがし》ろにして良いものではありません。医者の間でもしばしば誤解されているのですが、主観というのは医療におけるとても大切なアウトカムなのです。そのことは、後述する子宮頸がんワクチンの「副作用」を我々医療者がどうとらえるべきか、という議論に深く関係しています。

「予防」は効果が実感し難い

もう一つ、予防的医療と治療的医療には大きな違いがあります。

それは、予防的医療に参加した人のほとんどには「何も起きない」という一点です。

病気の人が治療を受ければ、その結果は大きく分けると、「治る」か「治らない」かです。

しかし、予防の場合、「病気が予防できずに病気になる人」「予防の副作用で苦しむ人」はどちらも少数派で、大多数の人は「何も起きない人」になります。「何も起きない人」のなかには病気が予防されて得をした人もいるかもしれませんが、その実感は得られません。誰が得をして誰が無関係な人だった（予防接種の副作用もなく、病気にも偶然ならなかった）かどうかを言い当てる方法もありません。


このことは、予防的医療の効果を（主観的に）実感することが難しい、ということを意味しています。そして、少数の「病気が予防できずに病気になる人」は予防が効かなかったと恨みに思うでしょう。「予防の副作用で苦しむ人」も当然そう思うでしょう。主観的には、損をしたと感じる人が増えてしまうのです。

つまり、感情的な観点からは、予防的医療は割にあわない行為なのです。

感情問題には等しい配慮と眼差しを

予防と治療は「人の健康」という大きなアウトカムの観点からすればどちらも同じ目的を持った「手段の違い」に過ぎません。しかし、予防にはポジティブな感情が起きにくく、少数の人には大きなネガティブな感情が起きてしまいます。治療の場合でもネガティブな感情が伴うことがありますが（病気が治らないとか、治療の副作用とか）、逆に「病気が治った」というポジティブな感情も伴いますから、感情面で両者は大きく異なるのです。

しかし、「じゃあ、やはり予防より治療のほうがいいのだ」と思ってはいけません。なぜならば、上記はあくまでも感情の問題だからです。しかし、実際に得られる医療のアウトカムと、感情の問題は分けて考えるべき部分でもあるのです。

分けて考える、というのは感情面を無視しろ、という意味ではありません。ごちゃごちゃに扱うな、という意味です。予防にしても治療にしても、そのリスクと利益を勘案するときは冷徹に論理的に、感情的にならずに論じなければなりません。感情問題を扱うのは、その次です。

それに、感情問題を扱うならば、もう一つのグループの存在を忘れてはいけません。「予防されずに、病気で苦しんだ人々」です。

予防接種を提供されず、本来ならならなくてよい病気にかかり、苦しんだ人々の苦痛。その感情面にも等しく配慮する必要があるのです。だから、「予防なんて必要ない」なんて軽々しく口にしてはいけません。感情問題については、誰に対しても等しい配慮と眼差しが必要です。

ワクチンの議論に「立場性」はNO

次に、ワクチンの議論に「立場性」を持たせてはならない、という点を論じます。

ワクチンは医療行為の一つの手段に過ぎません。医療の目的は「人の健康」です。その大きなアウトカムが目標であり、その点において我々はどのような立場であっても大きな反論はないはずです。

もちろん、「人の健康」は価値の一つではありますが、価値のすべてではありません。医療にあまりに巨大なお金がかかりすぎたり、自然環境を破壊したり、他の動植物の生存を脅《おびや》かしたり、あるいは健康のために人々の自由や人権や尊厳を脅かされることはあってはならないかもしれません。

しかしながら、そういう条件をクリアできれば「人の健康」がもたらすものはとても大きいものです。だから、ワクチンの問題も「人の健康」に寄与しているか、がポイントになります。

最初から「ワクチンはよくない」という結論ありきの議論をしてはいけません。ワクチンを政治化すると、事の本質を見誤ります。同様に、「ワクチンはよい」という決め付けも同じ根拠で間違いです。こういう結論ありきのスタンスが「立場」をつくります。

立場をつくってしまうと、自分に都合のよいデータばかり引用し、都合の悪いデータを無視したり矮小化したりするようになります。そのときはワクチンの利益とリスクを正当に吟味できません。

残念ながら、医学界であっても医療行為の是非を「立場」から吟味しようとする人は多いです。〇〇専門医の立場から、〇〇学会の立場から。このようなタイトルの講演やシンポジウムがしばしば行われています。しかし、このような立場性をむき出しにしたやり方では、正当な、医学的、科学的、そして理性的な思考や意思決定はできないのです。もし本当に医学的、科学的、そして理想的な思考と意思決定を本気でしたいのなら、むしろ、自分の立場とは真逆の立場の人の観点から議論する、くらいのラディカルな覚悟が必要です。

もちろん、人から立場を奪うことはできません。ワクチンの議論にはワクチンをつくる人、使う人、接種される人、接種の副作用で苦しむ人、接種されなくて苦しむ人、いろいろな立場があり、その立場をゼロにするのはとても困難なことでしょう。

しかし、より大きな「人の健康」というアウトカムをベースに議論するのが大事です。自分の立場を可能な限り排して、「自分の立場でなくても同じように考える」べきです。

よって、半ば宗教的にワクチンがよくない、という結論ありきの個人や団体にはワクチンを論じる資格はありません。彼らが論じているのはワクチンへの好悪であり、ワクチンの是非ではないからです。

是非と好悪を区別するのは大事です。感情問題とそうでない問題とを区別するのが大事なように。ワクチンの副作用で苦しんだ方や、ワクチンがなくて苦しんだ方にそれを強いるのは酷だという意見もあるでしょう。私もそういう方々をつかまえて、感情問題を完全に切り離せ、と主張するつもりはありません。

しかし、せめてそのような直接の被害に遭っていない人間たち、とくに専門家や官僚は、私心を排し、立場を捨てて、「人の健康」というアウトカムをしっかりと見据えてこの問題を検討するべきなのです。残念ながら医療・医学の専門家や官僚には、特定の立場をもつ個人や団体に強く影響され、その人たちの利益のために理を曲げ、データを歪曲し、非理性的な議論と主張をする人たちがたくさんいます。場合によっては、目的のためには手段を選ばない、とばかりに存在しないデータをでっち上げるような人たちすら存在します。実際には効果が見られなかった降圧薬、「ディオバン」の存在しなかった臨床データをでっち上げてしまった事件などがその一例です。このような専門家、立場性に染まって誰かの太鼓持ちのようになってしまった人たちには医療、医学を論ずる資格はありません。

予防接種の目的は個人の健康

さて、もう一点確認しておきます。予防接種には「個人防衛と集団防衛」、という考え方があります。やや混乱されている観点ですので、私なりに、やや大胆にこの混乱を解決しておこうと思います。

解決策は簡単です。基本的に予防接種の目的は個人防衛「だけ」です。一般の方は「それだけ」と思っていただいて構いません。集団防衛のことなんて考える必要はないのです。

集団防衛は、個人だけでなく集団での病気の予防を目指すものです。たしかに、予防接種が集団防衛をもたらすことはあります。専門家のレベルでは集団防衛の有無は大切な観点です。とくに、感染力の大きな感染症の場合、予防接種を受ける人が増えれば増えるほど、コミュニティー全体の感染症のリスクも下がります。日本で行われた研究では、学童にインフルエンザワクチンを提供すると、（ワクチン接種を受けなかった）そのコミュニティーの高齢者のインフルエンザ罹患率と死亡率が下がったという報告があります（＊8）。こういうのを「群れの免疫（herd immunity）」と呼びます。

しかし、接種を受ける個々のみなさんの目指すところは「私が病気にならないこと」です。それだけ、です。よって、子宮頸がんワクチンの目標も、接種を受けた人が病気（例えば、子宮頸がん）にならないことです。それだけです。そう思うべきです。

よって、子宮頸がんワクチンの命題は「ワクチン接種を受けた本人」がそのワクチンからどれだけの利益と不利益を受けるのか、というその一点に絞られます。

後述するように、日本の予防接種法は施行以来、何度か改正が加えられてきました。かつては義務接種、集団防衛を目的とした予防接種でしたが、現在では接種勧奨となっており、我々にはワクチン接種の義務とか、接種を受けないことへの罰則などはありません。予防接種の目的も集団防衛ではなく、個々人の健康が目的になっています。しかし、現在の法律の文面からも公衆衛生的な、集団的な防御というニュアンスは残っており、「社会のために私が予防接種を打って犠牲になる」といった印象を醸し出しています。そういう意味では、現行の予防接種法の文章は時代遅れであり、改善が必要だと私は思います。

しかし、法律の文面が時代遅れであっても、我々の認識が時代遅れであって良いわけではありません。繰り返しますが、予防接種の目的は個々人の健康です。予防接種が人に健康をもたらせば、その予防接種には接種の価値があります。その副作用がより大きな不健康をもたらせば、それはよくないワクチンということになります。そういうシンプルで分かりやすい観点のほうが議論が容易です。「社会防衛」といったアナクロな概念を持ち込む必要はないのです。結果として社会防衛がもたらされたとしても、それはあくまでも余得であり、目的とすべきではないのです。

子宮頸がんワクチンの利益

さて、議論の前提についてはだいたい検討しました。これから子宮頸がんワクチンの利益とリスクを検討します。最初は「利益」に関するものです。

現在、日本には４種類のＨＰＶに効果があるガーダシル、２種類のＨＰＶに効果があるサーバリックスの2つの「子宮頸がんワクチン」があります。海外ではこの他に9種類のHPVに効果があるガーダシル9があります。

ガーダシルもサーバリックスも子宮頸がんの原因であるHPV16と18をカバーし、ガーダシルは尖圭コンジローマの原因となるHPV6と11もカバーします。

海外ではこのワクチンを、男性の生殖器にできる尖圭コンジローマや肛門がんの予防にも用いています。男性にも接種するんですね。

しかし、ここでは女性に対するワクチンの効果だけを検討します。

現在、HPVワクチンが子宮頸がんの発生やその死亡を減らした、という確たる証拠はありません。あるのは間接的な証拠だけです。

ガーダシルの効果を示した、子宮頸がんに限定したランダム化比較試験（予防・治療の効果を科学的に評価するための研究方法、RCT）は一つあります（他にも研究はたくさんありますが、必ずしも子宮頸がんに限定していないアウトカムも設定しているので今回は割愛します）。

15歳から26歳の女性にガーダシルを接種し、プラセボ（偽薬）を接種した群と比較します。

1万2167人が参加したこの研究では、CIN（cervical intraepithelial neoplasia）grade 2かそれ以上が発生するか、がアウトカムです。CINは子宮頸がんの「前癌状態」と考えて下さって良いと思います。

追跡調査をした結果、３年後にはこのような病変がでたのは３・６％ vs. ４・４％。ワクチン効果（vaccine efficacy）は17％でした。ＨＰＶ16と18に限定すると、１・４％ vs. ２・４％でワクチン効果は44％でした。注射部位での痛みは84・４％ vs. 77・９％。全身に症状が見られたのが61・４％ vs. 60％でした（＊９）。

サーバリックスについては１万８６４４人の15～25歳の女性を対象にしたランダム化比較試験があります。こちらではＨＰＶ16か18に関連したＣＩＮ２かそれ以上の発生率が０・０２６％ vs. ０・２６８％でした（p<0.0001）。ワクチン効果は90・４％でした（＊10）。

その後、こうした論文を複数まとめたシステマティックレビューとメタ分析が発表されました。16歳以上を対象にした13のランダム化比較試験で４年後のＣＩＮ２かそれ以上のリスクは下がっていました（相対リスク０・５４９５％信頼区間０・４４～０・６７）。さらに14の研究を検討した結果、重篤な有害事象はプラセボ群と差はありませんでした（＊11）。

これらの研究から、子宮頸がんワクチンが前癌状態のＣＩＮ２かそれ以上を減らすと結論できます。ただし、その後の子宮頸がん発症やその死亡の予防については確たるデータがありません。

ＣＩＮ２は自然に治ることもありますが、５％が侵襲性のがんに進行します。ＣＩＮ３の場合は12〜40％が侵襲性のがんになります（＊12）。このような事実から類推すれば、将来的にはがんの予防に寄与するだろう、というのが現行の子宮頸がんワクチン推奨の根拠となっています。

子宮頸がんワクチンは中学１年生となる年度からワクチン接種を開始することが推奨されています。子宮頸がん発症は大人になってからなので、その減少を確認するためには長年にわたる観察が必要です。そのため、通常の臨床試験ではワクチンの効果を数年レベルの観測で実証することは不可能です。子宮頸がんワクチンの効果を吟味するとき、どこか歯にモノがはさまったような、すっきりしなさが残るのはそのためです。

がんを予防するワクチンというのは、概ねそのような性格をもっており、通常はがんの減少そのものを観察するのではなく、がんになる以前の状態の減少をもっていわゆる「エビデンス」と解釈し、ワクチンの効果を承認します。ワクチンががんを減らしたかどうかを実際にデータで示すのは、その後となるわけです。

後年になって効果が実証されたB型肝炎ワクチン

やはりがんを予防するワクチンにB型肝炎ワクチンがあります。B型肝炎ワクチンは肝炎、肝硬変を予防することで知られています。しかし、先に述べた理由から、発症に時間のかかるがんの減少を立証するのにはとても時間がかかります。

しかし、そのデータは後年になって示されました。

台湾の研究で、B型肝炎ワクチンが小児の肝細胞がん減少をもたらす効果が示されたのです。80年代からスタートした定期接種が小児の肝細胞がんを減らす効果を認めたのは10年以上経ってからのことでした（＊13）。

注意すべきは、これがまれな小児の肝細胞がんの減少を示す研究だ、ということです。肝細胞がんの多くは成人で発症します。そのような多数派の肝細胞がんの減少がワクチンでもたらされるのか、その減少を確認したエビデンスはまだありません。

しかしながら、情況証拠がある程度揃っているので、成人の肝細胞がんも予防してくれると考えるのがもっとも妥当な結論です。B型肝炎ウイルスの感染予防はワクチンによってもたらされ、ウイルス感染がなければ、B型肝炎関連の肝細胞がんは発症し得ないからです。

この論文の結果から「小児のB型肝炎ワクチン接種では成人の肝細胞がんは予防できない」

と考えるのは、かなり無理があります。

「100％完全なデータ」は存在し得ない

すでにデンマークなどで、ＣＩＮ３や局所の腺がんが子宮頸がんワクチン接種群で減っているという疫学データが出ています。子宮頸がんワクチンが（少なくともワクチンがカバーするウイルスを原因とする）子宮頸がんを減らすのは、まず間違いないと考えるのが妥当でしょう（＊14）。

もちろん、非常に懐疑的な立場にたてば「そのようなことはまだ証明されていない」と反論できます。しかし、少なくとも医学においては確実に証明されていることなどほとんど存在しないのです。あるのは「確度」の高さと「妥当性」の高さであり、100％完全なデータというのは生き物である患者を扱う限り、なかなか存在しないものです。

例えば、子宮頸がんについてはがんのスクリーニング（子宮頸がん検診）が推奨されていますが、このスクリーニングが子宮頸がんの死亡を減らすという確実なデータ（例えばランダム化比較試験）はほとんどありません（＊15）。

しかし、現存する後ろ向き研究などは一貫した効果を示しており、米国では子宮頸がんの発生や死亡を、スクリーニングで半分以下に減らしたであろうと推測されています。１００％完全なデータでなくても、子宮頸がん検診が科学的に妥当である、と結論付けるには十分なデータと言えましょう。

やや理不尽な「全死亡率」の希求

もっと懐疑的な人たちは、「子宮頸がん治療の副作用で亡くなる人もいるのだから、『子宮頸がん死亡率』ではなく『全死亡率』で議論しなければダメだ」という人もいます。せっかくがんが治っても、その治療の副作用ががんの治療成果を相殺してしまう、というのです。近藤誠氏など、がん治療に懐疑的な人たちはこのようなロジックでがんの治療を否定します。

確かに、医学の世界では特定の病気を原因とした死亡率ではなく、「全死亡率」で議論するのが正しい、という正論があります。それは学問的には事実かもしれません。

しかし、全死亡率を減らすような医療というのはなかなかないものです。自動車事故や心筋梗塞など、子宮頸がんやその治療とまったく関係ない理由で死亡した人たちも全部勘案して、その全部の死亡率を減らすのはものすごくハードルが高いからです。言い換えるならば、子宮頸がんの治療方法に自動車事故や心筋梗塞に対する責任を負わせるのは無理筋だ、という意味です。よって、「全死亡率を減らせ」という学問的な理念は、なるほど正論といえなくもありませんが、「そんなことといわれても」という側面もあるのです。

これを、私は数学の勉強法でよくたとえています。例えば、ある勉強法が数学の成績を上げるのにとても効果的である、という主張をしたとしましょう。そのとき、その勉強法の効果を吟味するのは、やはり数学の成績であるべきです。「数学の成績を上げるために他の教科の成績が下がっているかもしれない。だから、全教科の成績でその勉強法の効果を吟味すべきだ」なんて主張する人がいたら、「ちょっとなあ」と思いませんか。まあ、他の教科の成績が極端に下がっていないことくらいは確認してもよいとは思いますが。

いずれにしても、現時点では子宮頸がんスクリーニングが人の健康に悪い影響を及ぼすというデータはなく、よって（確実な「エビデンス」は多いとはいえないものの）子宮頸がんスクリーニングは推奨されており、推奨されるにたる十分な根拠を持っています。

それに「実証されていない」を根拠にワクチンやスクリーニングを否定するならば、後述するＨＡＮＳなどはもっともっと確度の低い、実証度合いの低い仮説です。「子宮頸がんワクチンの効果は科学的に実証されていない」と主張するならば「ワクチンでＨＡＮＳが起きることはもっと実証されていない」と結論付けなければ、フェアとはいえません。

子宮頸がんワクチンのリスク

次に、子宮頸がんワクチンのリスクについてです。

有害事象についての研究もあります。重症のアレルギーであるアナフィラキシーは10万人あたり２・６人、失神が８・２人、他にもギランバレー症候群や横断性脊髄炎といった重篤な事象の報告もあります（＊16）。ただし、これは「接種後に起きた事象」ですので、因果関係を示したものではないことに注意が必要です。

「ワクチン接種した」↓「何かが起きた」は、ワクチン接種した「から」何かが起きたのか、ワクチン接種したあとで（それとは無関係に）何かが起きたのか、とは同義ではありません。ワクチン接種した後で、接種部位が痛くなったら、それはまあ、ワクチンのせいと考えるのが自然でしょう。ワクチン接種した後、上から落ちてきたヤカンが頭にあたって怪我をした、は無関係と考えるのが普通です。そして、adverse event（有害事象）の場合は、どちらも「有害事象」としてカウントするのがルールなのです。そうすることで、どこでだれがカウントしても公平で公正なカウントになることが担保され、ワクチンのリスクに「恣意性」が紛れ込むのを防いでいるのです。その代わり、あきらかにワクチンとは関係なさそうな事象も几帳面にカウントしますから、非専門家の方々には誤解のもとになるのが問題でもありますが。まあ、そういうルールだ、という理解と了解のもとでデータを吟味していただければ大丈夫でしょう。

さて、ではワクチンを接種して半年経ってから頭が痛くなった……はどうでしょう。ワクチンと関係あり、とすべきでしょうか。ない、と判断すべきでしょうか。これはなかなか難しい問題だと思いませんか。その点については、後に議論します。

ＨＰＶワクチンとＢ型肝炎ワクチンを比較した平均12歳の２０６７人を対象にした研究では、重篤な有害事象発生率は１％vs.１・２％で差が見られませんでした（＊17）。これは最初の接種から７ヶ月間フォローしたものです。

10～17歳のデンマークとスウェーデンの99万７０００人の女性を2年間追跡した分析では、ワクチン群と非ワクチン群では自己免疫疾患などの合併症に差が見られませんでした。多発性硬化症のような脱髄疾患についても差が出ずです（＊18）。

また、重篤ではない、注射部位の痛みはプラセボよりも強いことがわかっています。これは日本のデータでも同様です（＊19）。子宮頸がんワクチンは注射部位の痛みが大きなワクチンであることは、間違いないと思います。

ワクチンの有害事象は新規のワクチンでは報告されやすく、その後時間を追うごとに減少していく（ウェーバー効果）と言われていますが、日本のデータによると新規に導入された諸ワクチンと比較しても子宮頸がんワクチンの副反応発生率は高いです。ウェーバー効果だけでは説明がつきません（図1、54～55ページ）。ためしに、ガーダシルとサーバリックス、それぞれの副反応発生率をヒブワクチン（インフルエンザ菌ワクチン、Hib）、小児用肺炎球菌ワクチン、不活化ポリオワクチンの副反応発生率と比較し、Rという無料の統計ソフトを使ってカイ二乗検定という検定を行ってみました。その結果、ガーダシルもサーバリックスも、ヒブワクチン、肺炎球菌ワクチン、不活化ポリオワクチンのいずれと比較しても統計的有意に副反応が発生しやすかったのです（いずれも p<0.01）。ヒブの承認は平成20年、肺炎球菌が平成22年、ポリオが平成24年と、平成21年に承認されたそれぞれの子宮頸がんワクチンとほぼ同時期ですから、ウェーバー効果ではこの違いは説明できないのです。

ですから、子宮頸がんワクチンは副反応が発生しやすいワクチンだと考えるべきでしょう。

接種年齢が違うことによるバイアスを指摘する人もいます。子宮頸がんワクチンが少し年齢の高い小児に接種されているのに対して、他のワクチンは赤ん坊に接種されているので、同列には扱えないというのです。しかし、乳幼児はワクチン接種後に苦痛があれば我慢しないでしょうから、過小評価になる可能性は低いと考えます（思春期以降であれば我慢して隠す

B 医療機関からの報告		C 医療機関報告のうち、重篤		接種回数
件数	発生率	件数	発生率	
1,001件	143.9	91件	13.1	6,957,386
195件	115.5	15件	8.9	1,688,761
462件	43.6	84件	7.9	10,591,278
636件	60.7	86件	8.2	10,480,144
44件	15.6	6件	2.1	2,815,142
4件	9.3	2件	4.6	430,276
41件	96.8	11件	26.0	423,503
261件	5.1	47件	0.9	51,506,304

図１　各ワクチンの副反応報告件数

ワクチンの種類	副反応の報告（A+B）		A 企業からの報告	
	件数	発生率	件数	発生率
子宮頸がん予防ワクチン（サーバリックス）【平成21年12月発売】	1,705件	245.1	704件	101.2
子宮頸がん予防ワクチン（ガーダシル）【平成21年12月発売】	263件	155.7	68件	40.3
ヒブワクチン【平成20年12月発売】	627件	59.2	165件	15.6
小児用肺炎球菌ワクチン【平成22年2月発売】	869件	82.9	233件	22.2
不活化ポリオワクチン【平成24年8月発売】	58件	20.6	14件	5.0
４種混合ワクチン【平成24年10月発売】	5件	11.6	1件	2.3
日本脳炎ワクチン【平成24年11月1日～平成25年1月31日】	49件	115.7	8件	18.9
インフルエンザワクチン【平成24年10月1日～12月31日】	328件	6.4	67件	1.3

※製造販売企業からの報告については、全て「重篤」として集計
※発生率は100万接種あたりの発生数
※接種回数については、製造販売業者の出荷量からの推計

出典：厚生労働省資料（http://www.mhlw.go.jp/stf/shingi/2r98520000032bk8-att/2r98520000032br2.pdf）を加工して作成

可能性はあると思います)。

厚労省のデータによると複合性局所疼痛症候群(CRPS)の発症頻度は860万接種に1回と言われています(＊20)。CRPSは当初注目されましたが、非常にまれな現象といってよいと思います。

HANSとは何か

先ほど少し取り上げましたが、医師の西岡久寿樹氏などが提唱している、HPVワクチン関連神経免疫異常症候群(HANS：ハンス症候群)と呼ばれる現象があります。彼の説明によると以下のとおりです。


「まず、全身疼痛に始まり口内炎、記憶障害、関節炎、学力低下、自律神経障害、睡眠障害などの様々な症状を発症し、その診断に苦慮した医療機関から若年性線維筋痛症、心身反応、心因性疼痛、小児うつ病などの病名で種々な医療機関を受診している。

一方、前述した副反応検討委員会(引用ママ)は驚いたことにHPVワクチン接種後副反応の調査を接種後30日間しか実施しておらず、その後に生じる重大な副反応はほとんどの症状が既存の疾患に当てはまらないことからその全てを「心因性」とし、本年（平成26年：引用者注）１月に副反応は「心身反応」であると結論づけ公表した。しかし、我々の予備調査では、重篤な副反応が接種後平均して８・５か月を経過して発症しており、中には、第１回接種から39か月後に徐々に重篤な副反応の症状が進行している症例もあり、ＨＰＶワクチン接種後副反応は、接種後かなりの時間を経過しても発症することが明らかとなった」（http://gumma-hoken-i.com/policy/4954.html）

私は西岡氏の見解は科学的ではないと考えます。ＨＡＮＳが接種後平均８・５ヶ月を経過して発症した、なかには39ヶ月後に発症した、とありますが、ではなぜそのような長い時間が経過したものを「ワクチンのせい」と結論付けられるのでしょう。もしかしたら発症前に食べた食事のせいかもしれないではありませんか。ＨＡＮＳがワクチンを原因として起きた現象である、という「因果関係」があるのか、単なる「前後関係」に過ぎないのか。西岡氏の説明だけでは、両者を峻別するのは不可能です。

ワクチンを理由に起きた副作用としては若干時間がたちすぎている印象もあります。ワクチンに関するほとんどの副作用が接種後数時間から、数週間以内に起きるので、そのような時間的近接性がなければ、因果関係への信ぴょう性はどうしても小さくなります。ウェークフィールドが接種から自閉症発症の時期を捏造したのは、そのためです。

ですが、そういうことはまれには起こりえますから、時間的な理由だけで西岡説を全否定することはできないかもしれません。ワクチンの副作用ではありませんが、麻疹感染後に数年してSSPE（subacute sclerosing panencephalitis）と呼ばれる脳の合併症が起きることがあります。非常に予後の悪い病気です。また、汚染のあった牛肉を摂取して何年もたってからクロイツフェルト・ヤコブ病という脳の疾患が起きることもあります。こちらもとても予後が悪い疾患で、英国を中心に大問題になりました。このように因果関係が年単位のインターバルで起きることはまれではありますが、ありえないことではありません。時間的間隔の長さでもって因果関係を全否定はできないのです。

しかし、いずれにしてもHANS患者を集めただけで、「前後関係」と「因果関係」を峻別することはできません。もしワクチンのせいでHANSが起きたのであれば、「ワクチンを打たなかった群」との比較が必要です。

ある人間がワクチンを打ち、かつ打たないということとの経過を比較するにはパラレルワールドでもない限りは不可能です。だから、「他者との比較」以外に証明のしようがないんです。ワクチンを打った↓ＨＡＮＳが起きた、はそれが「前後関係」なのか「因果関係」なのかを区別できません。

前述のように子宮頸がんワクチンについては、接種後２年間、１００万人近くの女性をフォローした研究でもワクチン接種群と非接種群で、副作用の発生頻度に差は見られませんでした。西岡氏の主張が正しいと証明するためには、同様の比較研究を行い、ワクチン接種群にのみ有意にＨＡＮＳが多く発生することを実証しなくてはなりません。

現在は仮説にすぎないＨＡＮＳ

私は、西岡氏が観察する患者の症状が嘘だとか、デタラメだとか言っているのではありません。彼女たちは本当に苦しんでいるのだろうと推測します。しかし、それがワクチンのせいだと断ずるには根拠が不十分だと申し上げているのです。

しかし、私はもう少しこの議論を深めたいです。もしかしたら、西岡氏が観察した「ＨＡＮＳ」はワクチンのせいなのかもしれない、と。少なくともその全員ではなくても、そういう人もいるかもしれないと。

なぜなら、私も西岡氏が観察するような患者をよく診療しているからです。まだ子宮頸がんワクチン接種後の患者はみたことはありませんが、痛みやつらい経験をきっかけに、同様の症状が見られるようになるのです。

それはＤＳＭ－５の分類によると「身体症状症（somatic symptom disorder）」とか、「転換性障害（conversion disorder）」と呼ばれるものです。

すでに述べたように、子宮頸がんワクチンは局所の痛みを起こしやすいワクチンであり、日本での「副反応」は多く報告されています。もしかしたら日本人女性のほうが海外の女性よりも痛みを感じやすいということもあるのかもしれません。そこはまだ分かりませんが、このような苦痛の体験の後に、身体症状症や転換性障害が発症することは理にかなった説明だと思います。厚生労働省の副反応検討部会が「心身反応」と称したのはこのことでしょう。西岡氏は副反応検討部会の「心身反応」という結論はあまりに臨床現場知らずである、と批判しますが、臨床現場ではこうした現象はよく見られるのです。

もっとも、これはあくまで私の仮説です。将来医学研究が進歩すれば、西岡氏の主張する説がただしく、脳科学的な現象としての「ＨＡＮＳ」という疾患概念が確立されるかもしれません。

とはいえ、現時点では西岡氏の主張は科学的な妥当性を欠いています。なので、これをそのまま信じることはできません。しかし、それは西岡氏の主張が間違っていると証明するものでもありません。

科学（医学）では現在の定説が将来ひっくり返されることなんて日常茶飯事です。だから、私は西岡氏が間違っていると結論づけません。科学的な議論ができていない、と申し上げているだけです。

いずれにしても、医学では、現時点で存在するデータを最大限活用し、患者にベストを尽くす「誠実さ」が必要です。現時点で分かっていないことを根拠に患者診療を行うのはよくありません。動物実験レベルの薬や、仮説レベルにすぎない学説を現場の診療に用いるのは非倫理的です。西岡氏の説は「仮説」のレベルを超えていません。よって「子宮頸がんワクチンがＨＡＮＳの原因である」と決めつけて、それを現場に応用するのは間違いです。

現時点で求められる誠実な対応

しかし、さらに私は考えます。ＨＡＮＳという疾患が実在しようと、それが身体症状症や転換性障害であろうと、いずれにしてもワクチンを遠因（トリガーといってもよいでしょう）とした有害事象です。ですから、これをワクチンの副作用と（さしあたり）認定するのは

（少なくとも、そう診断できる患者であれば）妥当だと思います。

実際に診療すればわかりますが、身体症状症や転換性障害は難治性で患者をとても苦しめる疾患です。周囲が理解してくれないことに輪をかけて、医療者すら理解が足りないこともその苦痛を増しています。「心身反応」であるか否かとは関係なく、患者の苦痛を矮小化してはならないと思います。

身体症状症や転換性障害といった診断名は決して患者を軽んじたり、軽蔑するものではありません。正式な、診療と治療を必要とする疾患です。患者や家族も精神科領域の疾患だと言われると、怒りを感じる方もおいでですが、私は病気にこのようなカテゴリーによる優劣をつけるのは間違いだと思います。診断名が変わっても苦痛は同じです。問題を矮小化されたと感じる必要はありませんし、そのような見方は身体症状症や転換性障害に苦しむ人たちに失礼ですらあります。

日本の医療者は検査偏重主義な傾向があり、検査に異常がでないと患者を無視したり、診療をやめてしまう医師すらいます。しかし、世の中には検査で異常がでない、あるいは特殊な検査でないと見つからない病気はたくさんあります。うつ病、偏頭痛、慢性疲労症候群、そして薬の副作用。

例えば、カルシウムチャネル遮断薬という高血圧の薬でしばしば足のむくみが起きます。血液検査や画像検査など、検査では異常がでません。薬を中止すればすぐにむくみは治るのですが、この問題に気づかない医者は驚くほど多く、「足のむくみ」を主訴として私の外来に紹介されてくることが度々あります。医者は患者に何かが起きたとき、必ずそれが「私の処方した薬の副作用じゃないか」と疑う習慣を持たねばならないのですが。そして、そういった副作用の多くは検査で異常がでないのです。しかし、検査で異常がでないことを理由に問題をなかったことにしたり、矮小化してはいけないのです。

西岡氏が専門とする線維筋痛症もやはり、通常の検査では異常がでない、そして日本で見逃されやすい疾患の典型です。

ＨＡＮＳという疾患が「実在する」疾患か否かは将来の医学研究が決着をつけるべき問題です。現時点の医学と医療が行うべきなのは、「心身反応」と問題を矮小化せず、かといって科学的根拠が不十分なＨＡＮＳだという決め付けもせず、いずれにしてもワクチンがもたらした苦痛なんじゃなかろうか、と誠意をもって対応することです。

ワクチンと訴訟の不幸な関係

すでに子宮頸がんワクチンの問題は患者家族が、国やワクチンメーカーを訴えるという事態になっています。この一件に拘《かか》わらず、これまでもワクチンに関する訴訟はたくさん行われてきました。不幸なことだと思います。

米国ではワクチンでのインフォームドコンセントや有害事象の報告、そして有害事象に苦しむ方の救済制度ができています。ワクチンメーカーへの訴訟もルールに基づいており、なんでもかんでも訴訟してはいけないことになっています(＊21)。

なぜ、米国ではメーカーへの訴訟免責の制度があるのか。それは、ワクチンで一定の割合で有害事象が起きるのは受け入れねばならない事実であり、そのたびに企業や国を訴えていても問題は解決せず、そのたびに予防接種の供給が(日本のように)中断していては、結局病気によって苦しむのは国民だからです。だから、ワクチンでは一定頻度の有害事象が起きる、という前提を受け入れ、その前提のもとで少数の被害者を救済する制度が必要なのです。

副作用の被害者の救済と、メーカーや医療者の免責は両立しうる概念です。だから、予防接種にかぎらず、医療における副作用問題を「どちらかが正しくて、そうでないほうが間違っている」という世界観を持っている法曹界で解決しようというのは間違いだと私は思っています。副作用の被害者は救済し、医療関係者は正当な医療を提供しているかぎり糾弾されない、裁判外紛争解決手続（alternative dispute resolution、ＡＤＲ）のようなシステムのほうが裁判よりもずっと正しい方法です。

子宮頸がんワクチンは選択肢の一つにすぎない

米国では子宮頸がんの発症率も死亡率も減少しています。まだ確定的な証拠はありませんが、スクリーニングによる前癌状態の治療のおかげだと思います。しかし、それでも毎年多くの方（４０００人以上）が米国で、あるいは他の国でも子宮頸がんのために死亡しています。日本も同様で、毎年２０００人以上、おそらくは３０００人程度の方が（子宮頸がんというカテゴリーでカウントされていない患者がいるため）子宮頸がんのために亡くなっていると推測されます（＊22）。子宮頸がんの犠牲者の多さを考えると、現状維持は許容できない選択肢です。

子宮頸がん予防を完全にする「単一の方法」はありません。

スクリーニングだけではだめなのです。米国では検診受診率は日本のそれよりずっと高いですが、それでも６割程度です。定期的ながん検診は物理的に大変ですし、精神的な苦痛や羞恥心も伴います。スクリーニングだけですべてが解決するわけではありません。

コンドームの適切な使用やセックスパートナーのあり方などを含む性教育も重要です。精神的な苦痛といえば、がんだけでなくＣＩＮが見つかっても患者には心理的なストレスが生じるという研究もあります（＊23）。ワクチンでＣＩＮそのものが発生しないようにすれば、このような苦痛は減らせます。

よって、ワクチンは選択肢の一つにすぎず、子宮頸がんは複数の手法を組み合わせて、総合的に対策しなければならないことが分かります。そのような one of them としてワクチンを扱うべきです。

子宮頸がんワクチンのあるべき姿

子宮頸がんワクチンで有害事象が生じた場合の救済制度の充実や、患者のケアの他にもできることはあるかもしれません。

私は、予防接種の利益やリスクは「本人」が十分に情報提供を受けているべきだと考えます。推奨されている11～14歳ではまだ十分な理解が得られないかもしれません。『「若者の性」白書』によると、日本の中学生の性交経験率は２～４％、高校生でも20％程度です（2

011年)。要はセックスを始める前に予防接種が完遂できればよいのですから、人によっては時間をかけて、十分な理解を得たうえで、少し年齢が上がってからワクチン接種でも良いと思います。十分な理解は恐怖と苦痛を和らげてくれるでしょう。本人が十分に理解納得できていない状態での、無理な接種はよくありません。フィラデルフィアこども病院ワクチン教育センターのポール・オフィット氏も、子宮頸がんワクチンの説明をするときに非接種者を必要以上に怖がらせすぎたのではないか、と指摘しています(＊24)。

接種しない、という選択肢を残してあげるのも大切です。子宮頸がんの予防は大切ですが、健康の価値観は人によって様々です。ワクチンの利益とリスクは計算できますが、その価値の大小は個々人の問題です。

繰り返しますが、予防接種の勧奨は予防接種の強制を意味しません。両者を混同するから議論が混乱するのです。推奨しても、やらないという選択肢はあってもよいのです。それで結果として子宮頸がんになるとしても、そうなのです。人間にはたとえ損をしてでも、その選択肢を選ぶ十全な権利があると私は思っています。あなたがワクチンを打たないせいでパピローマウイルスの感染の広がりや子宮頸がんを助長している、などと個々人を責めるのは正しい態度とは思いません。明らかな悪意がない限り、結果として他人に迷惑をかけたとしても、「私はワクチンは打ちたくない」と言う権利は個々人にあります。現存する「定期接種」のワクチンはすべて接種拒否が可能です。信条的な理由、宗教的な理由、いろいろな理由で予防接種を拒否する権利が我々にはあります。我々には「健康に生きない」権利すらあるのです。これを医療者が「己の論理」で責めてはいけないと思います。

逆に、健康はすべての人に与えられた権利です。ワクチン接種が困難になることは、大切な医療方法へのアクセスを制限することになります。だから積極的勧奨は再開すべきなのです。推奨する、しかし強制はしないというのが成熟した国家が提供する、あるべき医療サービスの姿です。

そしてその前提にあるのは十分で両面的で、バイアスのかかっていないデータ開示、情報提供です。絶対に（どんな目的であっても）データの捏造が許されないのも、正当な情報公開こそが自由な判断を担保しているからです。

子宮頸がんワクチンをどう考えるか。このように私は総括するのです。

（2）　ワクチンとメディア

薬害研究班の捏造疑惑？

子宮頸がんワクチンの副作用を調査する厚労省発表に捏造疑惑が生じました。以下、私が厚生労働省に疑義照会した際の文章を元に少し詳細に経緯を追っていきたいと思います。専門的な内容も含まれますが、お付き合いいただけると幸いです。

子宮頸がんワクチンの安全性に対する懸念を受けて、厚労省は池田修一氏（信州大学脳神経内科）を班長とするグループと、牛田享宏氏（愛知医科大学医学部学際的痛みセンター）を班長とするグループにワクチンの副反応の研究を依頼しました。この池田班の研究発表について、医療ジャーナリストの村中璃子氏が捏造の疑惑があると主張しています。

まず、池田氏は厚労省の研究事業成果発表会で、ワクチンによる脳障害を訴えている患者の84％がHLA-DPB1*05：01という遺伝子を持っており、これは一般日本人のデータ40・70％よりもずっと多いと主張しました。しかし、これは人の染色体は２本ペアになっていて、そのうち１本だけでも遺伝子を持っていればよい、という遺伝子保有率との間違いであることが判明しました。遺伝子頻度（遺伝する頻度）は実際には57・1％と、一般日本人と大きな違い（科学的に意味のある違い）があるとはいえないことが分かりました。後に、厚労省のウェブサイトで閲覧できる資料も訂正されています（＊25）。

さらに、村中氏は雑誌Wedge２０１６年7月号で、池田氏が別の実験でデータを捏造したと主張しています。

発表会で公表されたマウスの実験で、池田氏はワクチン接種後のマウスで、自己抗体がマウスの海馬（脳の一部）に沈着していたと写真入りで報告しました。

自己抗体とは自分に対する抗体のことです。抗体とは外敵を攻撃するタンパク質で、人間の免疫機構でももっとも重要な役割を担っている物質の一つです。通常、自分の体に対する抗体は作られませんが、自己免疫疾患という病気の中には、自己に対する抗体を作ってしまうものがあります。その場合人間の免疫力が自らを攻撃し、病気になってしまうという困った結果になるわけです。

池田氏の主張は、子宮頸がんワクチンを接種するとマウスは（作ってはいけない）自己抗体を産生し、自分の脳を攻撃するのだ（だからワクチンは危険なのだ）、という主張でした。

村中氏は実験の詳細を教えてくれと池田氏に依頼しましたが「研究のオリジナリティーと

論文作成のため」という理由からこれを拒否されたのだそうです。

しかし、村中氏のWedgeの記事によると、この実験マウスでは「他のワクチンを打った」場合でもやはり自己抗体を示す緑色の染色が脳で見られるのだといいます。池田氏は子宮頸がんワクチンを接種し、かつ鮮やかに緑色に染まった写真と、他のワクチンを打って（そのワクチンでも染まるのだが）、染まりの悪い写真を掲載して、両者の違いをアピールした、村中氏はそう報じています。

厚労省の発表では、確かに子宮頸がんワクチンを打ったマウスの「光る写真」が、インフルエンザワクチンなど他のワクチンを打った後の「光らない写真」と対比されています。あたかも子宮頸がんワクチン「だけが」脳に対する自己抗体を生じさせるかのように。

それだけではありません。村中氏によると、この実験そのものがそもそもデタラメで、実は注射したマウスの脳には自己抗体は沈着していなかったというのです。そうではなく、マウスを殺して作った脳切片に（抗体の入った）血清を振りかけただけだ、という証言を村中氏は紹介しているのです。

もともと、脳は血管脳関門（ＢＢＢ）というシステムで守られており、容易にいろいろな物質が脳に届かないようになっています。そのため、ワクチンを接種しても容易には脳には到達しないはずなのですが、池田氏のデータはその一般論を覆したことになります。それが本当のデータであれば。

もし、村中氏の主張するようにこの写真が死後のマウスの脳に抗体を振りかけただけであるのなら、これは池田氏の意図的なデータの捏造ということになります。本章の冒頭で紹介したウェークフィールドのときと同じです。

そもそも、この実験マウスはNF《エヌエフ》－κBp《カッパービーピー》50欠損マウスといって、何もしなくても自然に海馬の神経細胞死が起きる特殊なマウスなんだそうです。このようなマウスを「健康だったのにワクチンのせいで病気になった」と想定されている人のモデルとして用いること自体が不適切です。しかし、それは「見解の相違」と反論できるかもしれません。「見解の相違」で片付けられないのは、「脳に抗体を振りかけた」という人為的な捏造行為です。

１９７０年代から次々と新しい石器を発見し、「ゴッドハンド（神の手）」と呼ばれたアマチュア考古学者がいました。しかし、これは自らが埋めた石器を掘り出すという「捏造」だったのです。このような捏造行為はあらゆる学問領域で見られる、非常に残念な行為です。しかし、存在しない石器を見つけましたよ、と功名心にかられてウソをついてしまうのは、まだ実害は大きくありません。しかし、患者の健康に責任を持つ医師が、ある医療行為（ワクチン接種）が病気の原因ですよ、とデータを捏造すれば、ウェークフィールドを信じて麻疹に苦しんだたくさんの患者同様、非常に大きな実害を人々の健康に及ぼします。このような行為は絶対に許されるものではありません。

この記事は関係者の証言を元にまとめられており、かつその証言は匿名のままです。よって、この記事が発表された時点では内容の真偽は不明でした。しかしながら、記事が真実だとしたら、日本のみならず世界医学史上に残る大スキャンダルであり、もたらす影響は多くの国民の健康に関係すると予想されました。

ですから、池田氏には（自身の名誉を守るためにも）できるだけ早くすべてのデータを公開し、事実関係を明らかにすることが期待されていました。

ところがその後、池田氏は村中氏とWedgeを名誉毀損で訴えました。担当弁護士はＨＰＶワクチン接種を薬害として訴訟を起こした弁護士グループの弁護士だそうです（＊26）。村中氏の記事が名誉毀損に当たるのかは私にはわかりません。私には興味もありません。池田氏には訴訟を起こす権利はありますから、そのことそのものも批判できません。

しかし、池田氏はＨＰＶワクチンが「薬害」の原因になっているかを検証する重要な役割を担っています。前述のように、科学の世界では結論を先に決めつけず、ゼロベースで検証しなくてはなりません。池田氏は公正中立でなくてはならず、ワクチンメーカーとも薬害と主張する立場の人たちとも距離を取らねばなりません。利益相反に関するそれが医療倫理というものです。

ウェークフィールドもまた薬害を主張する弁護士と利害関係を持っていました。池田氏が潔白であるにせよそうでないにせよ、ずいぶん軽率な弁護士選択をしたと言わざるを得ません。

信州大学の発表

さて、２０１６年11月になって、信州大学調査委員会が調査結果を発表しました。調査委員が関係者に聞き取りをした結果は以下のようなものでした。

1．村中氏が指摘するように、池田氏はマウスにＨＰＶワクチンを注射して自己抗体の脳への沈着を見ていたのではなく、接種マウスから血清を採取し、これをマウスの脳組織に反応させていた。

厚労省の発表会ではＨＰＶワクチンを接種すると、脳に自己抗体が沈着する（そして病気の原因となる）かのような印象を与える発表になっていました。しかし、そうではなくて、脳に直接血清をふりかけていたのです。村中氏の指摘通りでした。

2．村中氏は多くのマウスの実験から自分の都合の良い結果だけを抜き出した「チャンピオンデータ」ではないかと述べていたが、そうではなく、各１匹のマウスから採取された血清を用いた実験であった。

要するに、村中氏は「サイコロをたくさん振って、ゾロ目がでたときだけのデータを取り出して『サイコロを振ればゾロ目がでる』と主張しているのではないか」と疑惑を投げかけていたのですが、そうではなくて、池田氏たちは一回だけサイコロを振って、それがゾロ目であったと公開したのでした。ただし、「サイコロを振ればゾロ目が出る」という印象を与えた点では同じであり、研究の発表方法としては非常に不適切なものでした。

3．調査委員会はＨＰＶワクチン接種後のマウス血清を用いて池田氏がやった「脳組織との反応」実験をやった。しかし、池田氏が出したような脳組織との反応を認めなかった。

つまり、池田氏の実験は再現されなかったのです。

調査委員会は今回データの捏造や改ざんの「形跡は認められなかった」と結論し、それをもって不正行為は認められなかったとしています。そういう点では村中氏の指摘は証明されませんでした。しかし、HPVワクチンの副作用を吟味する実験としては「意味がない」データであったこともはっきりしました。それを厚労省の発表会でさも意味があるように発表したのは倫理的に非常に問題だったと思います。調査委員会もこれを問題視して改善を要求しました。信州大学学長も今回の調査を受けて「実施した実験内容が初期段階のものだったにもかかわらず、確定的な結論を得たかのような印象を与える発表を研究成果報告会やマスメディアに対して行っていました」とコメントしています。

厚生労働省は、「池田氏が発表で用いたスライドには、マウス実験結果を断定的に表現した記述や、自己抗体の沈着、といった不適切な表現が含まれていた」「前述より、マウス実験の結果が科学的に証明されたような情報として社会に広まってしまったことは否定できない」「池田氏に対し、混乱を招いたことについて猛省を求める」と非常に厳しい言葉で池田氏を批判しました（＊27）。

ところが、朝日新聞は調査委員会の報告を受けて〈信州大「不正認められず」〉と見出しをつけ、「捏造も不正もなかったことを実証していただき、安堵しました」という池田氏のコメントを紹介しています。調査委員会の報告書の大意とはかなりずれた記事になっています。

そもそも、調査委員会は捏造の証拠を見つけられなかったのであり、捏造がなかったという「実証」をしたのではありません。仮に捏造がなかったとしても、関係のないデータをＨＰＶワクチンの副作用の証明であるかのような印象操作をした池田氏の罪は非常に重いです。もしこれがついうっかりやってしまったのであれば医学者としての適性を強く疑うものになります。わざとやっていたのであれば、非常に悪質な印象操作です。

朝日新聞のようなメディアは人名の間違いや差別用語の使用といった、形式的な正しさには執ようなまでにこだわり、間違いを恐れます。間違った場合はすぐに謝罪もします。しかし、記事全体の「大意」を読み誤るような場合にはほったらかしです。朝日新聞の記事を読んだ読者の多くは「そうか、池田氏の実験は正しかったんだな」という印象を抱いたことでしょう。池田氏も朝日新聞も同じ根拠で間違っていると私は思います。

池田氏はＨＰＶワクチンで神経系の副作用が起きるという結論ありきでデータを集め、それを操作し、印象強く発表しました。朝日新聞も同様に、ＨＰＶワクチンの副作用で苦しむ人がいてかわいそうだ、このワクチンはけしからん、という結論ありきで記事を書いています。

しかし、医学者やジャーナリストにとっていちばん大事なのは真実に誠実であることです。たとえ、その真実が自分の仮説や信条にマッチしなかったとしても、それを隠蔽や歪曲や矮小化をせず、まっとうに報告するのが職業人としての当然の態度なはずです。私は、職業倫理に外れた池田氏と朝日新聞には強い怒りを覚えます。

そもそも、メディアは当初この問題をほとんど扱っていませんでした。ＳＴＡＰ細胞の捏造疑惑事件にはあれだけ大々的に騒いだのに、です（ちなみにＳＴＡＰ細胞の捏造も証明されなかったのですが）。その点について次に検討したいと思います。

新聞・テレビが医学に落とす暗い影

さて、私はテレビをほとんど観ないので存じませんが、当時、池田班の発表は大々的に報じられたと聞きます。ならば、その発表そのものが捏造であった場合、発表報道以上に大々的に問題視するのがラージメディアの責務であると思います。また、池田班自身も、もしWedgeでの報道が誤りだとすれば、報道に対して即座に反論を表明するのが筋だと思います。

しかし、私の知る限り、テレビも新聞もこの捏造疑惑問題を無視していました。その後、各紙は信州大学で調査委員会が設置されたことなどを小さく報じましたが、Wedgeの記事についても村中氏の見解についてもまったく黙したままでした。東京都知事がファーストクラスに乗ったとか、高級旅館に泊まったとかいう、私的には極めてトリビアルな話題はあれだけ熱狂的に追及したのに、です。

医師で業界筋に詳しい上昌広氏によると、これはメディアの中に子宮頸がんワクチン副作用「被害者」の立場にたつ者がいて、そういう人たちが報道をさせないよう、圧力をかけているのだそうです（＊28）。

そのような圧力はジャーナリズムの正しいあり方とは思いません。ジャーナリズムも科学者同様、真実を追求し、事実を追求すべきで、結論ありきの議論をしてはならないからです。

批判的吟味はゼロ

しかし、私は他にも理由があると思っています。簡単にいえば、村中氏に対する引け目であり、嫉妬です。

私が知るかぎり、日本のテレビの報道関係者や新聞記者で、科学的発表や、科学論文を批判的に吟味できる人はほぼ皆無です。吟味どころか、論文そのものを読めない、読まないという人も珍しくなく、科学部の記者ですらそうです。英語が苦手というありえない理由で論文を読まない人すらいます。現在の科学論文は、少なくとも質の高いものは、ほとんど英語で書かれているというのに。

その証拠に、テレビや新聞で科学的な発表を紹介する際、それを独自に批判的に吟味したものは私が知るかぎり、ゼロです。たいていは、研究者が記者会見を開いてメディアを招待し、自らの研究成果を宣伝します。記者は研究者によく分からない点を質問はしますが、「そこはおかしいんじゃないですか」とか「その解釈は誇張が入ってるんじゃないんですか」といったツッコミを入れる人はほぼ皆無です。そして、掲載された記事も「○○大学の××教授のグループによると、なんとか病の治療に有効なかんたらが発見された」みたいな大本営発表の「コピペ」でしかありません。せいぜい、科学畑の人間に分かりにくい言葉を、メディア的に分かりやすく翻訳する程度です。「○○大学の××教授はこのような発表をして、なんとかかと主張している。しかし、私の見解によると……」という言葉遣いをする新聞報道を私は一度も読んだことがありません。批判的吟味、クリティークはゼロなのです。

もし、新聞がこのような批判報道をするとすれば、それは第三者が行った吟味とメディアへの告発がきっかけであり、メディアが独自に吟味、看破したものではありません。例えば、降圧薬のディオバンの臨床データ捏造事件では毎日新聞のスクープがありましたが、論文そのものを吟味して「おかしい」と指摘したのは他の研究者たちです。毎日新聞がスクープしたのは、論文不正が判明し、掲載誌からの撤回がなされた後に、その不正研究にノバルティスファーマの社員が参加していたという、不適切な利益相反関係の看破でした。いわば社会面的な問題の指摘であり、研究内容そのもののおかしさを看破したわけではないのです。

だから、テレビや新聞が科学的な不祥事、例えばデータの捏造を看破したことは、やはり私が知るかぎり一度もありません。存在しなかった細胞の存在が喧伝されたＳＴＡＰ細胞問題も、ラージメディアはこぞってその発表を真に受けて、そのまま大騒ぎで垂れ流しました（その反動で、後に袋叩きモードになりましたが）。

村中氏は医師資格を持っていることもあり、そのような批判的吟味を行い、大本営発表を盲信しない稀有なジャーナリストのようです。彼女の記事が真実であるかどうかは、現時点では私には分かりません（報告書を信じるのなら、正しいところと正しくないところがあったといえます）。しかし、正しいか正しくないかが本質的な問題なのではありません。批判的吟味がなされている、という事実が大切なのです。そして、もし間違っていればその事実を即座に認め、謝罪し、言説を改めることが大切なのです。

彼女の記事そのものが妥当なものか、あるいは誤報であるのか。それを決定するのも批判的吟味です。村中氏に反論したいのであれば、やはり記事の内容を批判的に吟味し、反論するのが筋でしょう。残念ながら、私が散見したのは村中氏のキャラクターや過去の言動に関連した人物非難であり、記事の内容そのものを検証し、内容を批判したものは多くありませんでした。

そして、記事が是であれ、非であれ、もっともよくない態度は黙殺する、という態度です。そこに、私はラージメディアができないことをやってのけた村中氏に対する嫉妬を感じるのです。もっとも、科学領域を扱うジャーナリストならば、全員村中氏のようなクリティークを展開すべきで、本来はあれが「普通」であるべきなのですが。

「はじめに結論ありき」

昔だったら、こういう大本営発表でも通用したのです。しかし、ブログやツイッターといったソーシャルメディアの発達で、ラージメディアのできない「ツッコミ」を誰でもできるようになりました。実際に論文を読み込んで、「ここはおかしいやろ」と批判できるようになったのです。私自身、ラージメディアが大本営発表した科学的知見に対し、「論文を読み込むと、そうとは言えない」という反論をブログに載せることがあります。そして、そのようななかで、ときに捏造疑惑が指摘され、さらに証明されたりするのです。

ラージメディアには自身で科学的な発表や論文を批判することができません。だから、そのようなソーシャルメディアの批判は黙殺します。プロのジャーナリストがアマチュアのツッコミを後追いするのは沽券に関わることだからでしょう。捏造のように、黙殺しがたい大問題についても、なかなか重い腰を上げません。みなが大騒ぎするようになり、「無視するには大きすぎる」騒ぎになって初めて後追いで記事にするのです。そのときは、「誰もが袋叩きにして良い雰囲気」が醸成されていますから、それ見たことか、俺たちは前々からおかしいと思っていたんだぞ、とばかりにタコ殴りにします。

医学、科学における発表で、ほとんど例外なく大本営発表なのだから、他の領域でも同じなんじゃないかと勘ぐりたくもなります。内閣の発表や、日銀の発表も、あるいは「ロイターによると」といった速報も、同じように大本営発表をコピペしているだけで、きちんと批判的に吟味していないんじゃないでしょうか。

それは、「週刊文春」がよくやるような「スクープがとれる、とれない」という話ではありません。私はスクープにどれだけの価値があるかは存じませんが、あれも速報性を謳っているだけで、決して批判的な吟味、クリティークが十分になされているわけではありません。

先の都知事の金銭問題であれば、なぜ、いつから、どのような過程で、東京都知事の金銭支出があのような構造になり、かつ他の自治体ではそうはならなかったのか、を調べるのが批判的吟味です。どこそこの店でどんな領収書が切られたか、みたいな重箱の隅をつついて回るのは、勤勉な作業かもしれませんが、批評性は皆無です。

だから「都知事はけしからん」というありがちな結論しか導かれないのであり、そしてその結論そのものはどんなに情報や分析が重ねられても一ミリも動かないのです。結論ありきの議論に批評性が生じないのは当然で、批評とは吟味の過程で自説がどんどん変じていくものだからです。

もともと、日本のテレビや新聞は「はじめに結論ありき」の報道姿勢を貫いており、悪い意味で首尾一貫しています。だから、自分にとって都合の良いデータは報道しますし、しばしばそれを誇張します。その反対に、都合の悪いデータは黙殺するか、矮小化します。よって、NHKの言うことも、テレビ朝日の言うことも、フジテレビの言うことも、朝日、読売、産経といった諸新聞の言うことも簡単に予見できます。彼らが無視しそうな「不都合な真実」も簡単に分かります。ネットがそれを暴き出しますから。そして、彼らがニュースや記事や社説で言いそうなことが簡単に予見でき、それが首尾一貫しているという事実が、「じや、結局テレビも新聞も要らないじゃん」という結論を導き出します。個人的には、「えぇ?　NHKがそれを言うか?」とか「朝日でもこんな記事を報じるんだ」という驚きを感じたことはほとんどありません（かろうじて、ラジオニュースがこの可能性を僅かに残していると思います。ラジオはもう、ラージメディアではないのかもしれませんが）。だから、現在テレビや新聞が没落の最中にあるのは、当たり前なのです。

ジャーナリストは誇れる仕事を

ワクチンの議論も同様で、「副作用被害はけしからん」という結論ありきの報道姿勢では、決して批判的な吟味は生じないことでしょう。よって、スモールメディアに頼る他ありません。

スモールメディアにできることは、問題の火を絶やすことなく、他のメディアが看過できないくらいに批評、批判を重ね、真実がどこにあるのかを問い続けることです。その問題意識を広げ続け、ある雰囲気を作ることです。ラージメディアは雰囲気に弱いので、その雰囲気が醸成されれば、必ず追随します。みっともない話だとは思いますが。

日本の予防接種環境は20年前に比べるとはるかにましになりました。しかし、国際的に考えると、日本のそれはまだまだ数周遅れの状態です。それは医療者の問題であり、行政の問題であり、メーカーの問題であり、そしてメディアの問題です。

私はジャーナリストとは批判的吟味を行うべき第一の人物であるべきだと常々思っています。そして、日本のラージメディアのジャーナリストにその精神がまったく観察できないことを、非常に残念に思っているのです。

同じことは官僚にも言えます。日本の官僚は世界一勤勉ですが、世界一優秀であるかどうかは疑問です。彼らが国民全体の利益を無視し、省益や自分の利益や派閥意識を突出させるとただの小賢しい事務屋に堕してしまいます。しばしば、日本の官僚の意思決定は声の大きなロビイスト寄りになりがちです。

今回のＨＰＶワクチンのスキャンダルが事実なら、世界医学史に残る大スキャンダルになります。後世から「あのとき日本の厚労省は問題を看過した」と教科書でなじられるのは現時点での利害関係上の損得よりもずっと辛い仕打ちなはず。少なくとも日本と日本人を愛する本物の官僚なら耐えられないはずです。そういう意味では、今回の一件で厚労省が、池田氏に対してはっきりと批判を公言した点は、高く評価して良いと私は思います。

メディアやジャーナリスト、専門家、官僚を問わず、自分の胸に手を当てて配偶者や子どもにも誇れるような仕事をしてほしいものです。

【注】

（＊１）Deer B. How the case against the MMR vaccine was fixed. BMJ. 2011 Jan 6;342:c5347

（＊２）10JACNF, 2015, Pm 7:31. Doctor blames discredited autism research for measles outbreak. http://www.cbsnews.com/news/doctor-blames-discredited-autism-vaccine-link-research-for-measles-outbreak/　閲覧日２０１６年６月24日

（＊３）Taylor B et al. Autism and measles, mumps, and rubella vaccine: no epidemiological evidence for a causal association. The Lancet. 1999 Jun;353(9169):2026–9

Dales L et al. Time trends in autism and in MMR immunization coverage in California. JAMA. 2001 Mar;285(9):1183–5

Madsen KM et al. A Population-Based Study of Measles, Mumps, and Rubella Vaccination and Autism. New England Journal of Medicine. 2002 Nov;347(19):1477–82

（＊４）厚生労働省　妊婦への魚介類の摂食と水銀に関する注意事項の見直しについて（平成17年11月２日）　http://www.mhlw.go.jp/topics/bukyoku/iyaku/syoku-anzen/suigin/051102-1.html
閲覧日２０１６年６月24日

（＊５）高橋哲夫　魚介類の水銀と健康影響　http://www.iph.pref.hokkaido.jp/charivari/2010_08/2010_08.html

（＊６） Taylor LE et al. Vaccines are not associated with autism: An evidence-based meta-analysis of case-control and cohort studies. Vaccine. 2014 Jun;32(29):3623-9

（＊７） ブログ『楽園はこちら側　ＨＰＶワクチン「積極的な勧奨一時中止」を評価する』 http://georgebest1969.typepad.jp/blog/2013/06/hpv%E3%83%AF%E3%82%AF%E3%83%81%E3%83%B3%E7%A9%8D%E6%A5%B5%E7%9A%84%E3%81%AA%E5%8B%A7%E5%A5%A8%E4%B8%80%E6%99%82%E4%B8%AD%E6%AD%A2%E3%82%92%E8%A9%95%E4%BE%A1%E3%81%99%E3%82%8B.html

（＊８） Reichert TA et al. The Japanese experience with vaccinating schoolchildren against influenza. New England Journal of Medicine. 2001 Mar 22;344(12):889-96

（＊９） Group TFIS. Quadrivalent Vaccine against Human Papillomavirus to Prevent High-Grade Cervical Lesions. New England Journal of Medicine. 2007 May 10;356(19):1915-27

（＊10） Paavonen J et al. Efficacy of a prophylactic adjuvanted bivalent L1 virus-like-particle vaccine against infection with human papillomavirus types 16 and 18 in young women: an interim analysis of a phase III double-blind, randomised controlled trial. Lancet. 2007 Jun 30;369(9580):2161-70

（＊11） ４万３３４２人を対象　Couto E et al. HPV catch-up vaccination of young women: a systematic review and meta-analysis. BMC Public Health. 2014;14:867

（＊12） Jason D Wright et al. Cervical intraepithelial neoplasia: Management of low-grade and high-grade lesions. UpToDate.

（＊13） Chien Y-C et al. Nationwide hepatitis B vaccination program in Taiwan: effectiveness in the 20 years after it was launched. Epidemiol Rev. 2006;28:126–35

Chang C-H et al. Secular trends were considered in the evaluation of universal hepatitis B vaccination in Taiwan. J Clin Epidemiol. 2015 Apr;68(4):405–11

（＊14） Baldur-Felskov B et al. Trends in the incidence of cervical cancer and severe precancerous lesions in Denmark, 1997-2012. Cancer Causes Control. 2015 Aug;26(8):1105–16

（＊15） Peirson L et al. Screening for cervical cancer: a systematic review and meta-analysis. Syst Rev. 2013 May 24;2:35

（＊16） Arnheim-Dahlström L et al. Autoimmune, neurological, and venous thromboembolic adverse events after immunisation of adolescent girls with quadrivalent human papillomavirus vaccine in Denmark and Sweden: cohort study. BMJ. 2013 Oct 9;347:f5906

（＊17） Medina DM et al. Safety and immunogenicity of the HPV-16/18 AS04-adjuvanted vaccine: a randomized, controlled trial in adolescent girls. J Adolesc Health. 2010 May;46(5):414–21

（＊18） Scheller NM et al. Quadrivalent HPV vaccination and risk of multiple sclerosis and other demyelinating diseases of the central nervous system. JAMA. 2015 Jan 6;313(1):54–61

（＊19）http://www.mhlw.go.jp/stf/shingi/2r98520000032bk8-att/2r98520000032br2.pdf
（＊20）http://www.mhlw.go.jp/bunya/kenkou/kekkaku-kansenshou28/qa_shikyukeigan_vaccine.html
（＊21）http://www.historyofvaccines.org/content/articles/vaccine-injury-compensation-programs
（＊22）http://www.cancer.org/cancer/cervicalcancer/detailedguide/cervical-cancer-key-statistics
（＊23）Frederiksen ME et al. Psychological effects of diagnosis and treatment of cervical intraepithelial neoplasia: a systematic review. Sex Transm Infect. 2015 Jun;91(4):248–56
（＊24）Paul Offit Responds to News About HPV Vaccine 'Syndrome' Medscape. http://www.medscape.com/viewarticle/867772?nlid=109069_804&src=WNL_mdplsfeat_160830_mscpedit_infd&uac=46045PX&spon=3&impID=1188243&faf=1
（＊25）http://www.mhlw.go.jp/stf/shingi2/0000116636.html　閲覧日２０１６年６月24日
（＊26）中村ゆきつぐ　池田修一教授が名誉棄損　WEDGE Infinity（ウェッジ）を訴える　本当に患者を苦しめているのは誰だ　http://blogos.com/article/187389/
（＊27）http://www.mhlw.go.jp/bunya/kenkou/kekkaku-kansenshou28/tp161124.html
閲覧日２０１６年11月29日
（＊28）上昌広　子宮頸がんワクチン研究班捏造問題を報じぬメディアの罪
Japan In-depth http://japan-indepth.jp/?p=28632　閲覧日２０１６年６月26日

第2章

感染症と戦う

——ワクチン・免疫とは何か

（1）ワクチンと免疫

免疫とは何か

ここからはワクチン（予防接種）とは何か、という基本的な説明をしていきましょう。

しかし、その前に「免疫」という概念を説明する必要があります。なぜならば、ワクチンは人間の免疫機能を高める医療行為だからです。免疫の理解なくしてワクチンは理解できません。

では、免疫とは何か。

免疫の「免」とは「免れる」という意味です。「疫」は病気、特に感染症を意味することが多いです。「免疫」とは病気、特に感染症を免れる能力のことをいいます。

感染症の治療によく抗生物質（抗菌薬）を用います。抗生物質は20世紀に発明（発見）されたものです。医学に詳しい方ですら、世界最初の抗生物質は１９２８年にアレクサンダー・フレミングが発見したペニシリンだと思われがちですが、実はそうではありません。それを遡ること10年以上前、１９１０年ごろに開発された梅毒の治療薬「サルバルサン」が世界最古の抗生物質です。これを開発したのがパウル・エールリッヒというドイツの化学者と秦佐八郎という日本人でした。この話は拙著『サルバルサン戦記』（光文社新書）に詳しいので興味のある人は読んでください。

抗生物質が開発されたのが20世紀だから、それ以前の人は感染症にはなすすべもなくみんな死んでしまっていたのかというとそうではありません。

確かに、抗生物質以前の時代には感染症は非常に恐ろしい存在で、多くの人は感染症で命を落としていました。特に結核は非常に致死率が高い難病で、結核の診断はすなわち死亡宣告を意味していました。江戸時代の漢方診療の現状を正確に描写している小説『町医　北村宗哲』（佐藤雅美、角川文庫）では、実在の人物で漢方の名医とされた原南陽が「労瘵《ろうさい》（結核のこと）は難治極まりて医薬の治する所に非ず」と述べたと紹介しています。中国で生まれた漢方診療の古典的なテキストに『傷寒論』というものがあり、「傷寒」とは数々の感染症のことを指していたのですが、現実には漢方治療でも治せない感染症はたくさんあったのです。私は漢方専門医でもありますが、結核など細菌感染症を、漢方薬で治療することはまずありません。

結核は致死的な感染症で「治する所に非ず」と言われていましたが、他の細菌感染症は抗生物質なしでも治ることはままありました。ボストン市病院の記録によると、1929年から1935年ごろの米国ではまだ抗生物質が使われていなかったのですが、肺炎球菌による肺炎の死亡率は、70歳以上だと90％くらいで20代だとわずかに20～30％でした（＊1）。肺炎球菌の感染症が高齢者では命取りになることを示すデータですが、若者であれば半数以上は（抗生物質なしで）治ってしまうのです。血液内に菌が入り込む「菌血症」という状況を伴っていたとしても、若者の死亡率は半分以下でした。

では、なぜ若者の多くは肺炎球菌感染症でも死ななかったのか。それは人間の免疫機能のおかげなのです。またこのことは、なぜ高齢者は肺炎球菌感染症で死んでしまうのか、という疑問への答えでもあります。高齢者では自分の免疫機能が衰えてしまい、感染症と戦えなくなってしまうからです。

では、抗生物質が存在し、普及している現在であれば肺炎球菌感染症は治る病気かというと、そうとは限りません。

日本人は毎年100万人程度亡くなっています。最大の死亡原因は悪性新生物、いわゆる「がん」です。2番目が心筋梗塞などの心疾患、そして3番目が肺炎（年によっては4位）なのです。ちなみに肺炎球菌は、肺炎の最大の原因菌です。

たとえ抗生物質を用いても治せない細菌感染症は21世紀の現在でもたくさんあります。言い換えるならば、抗生物質単独で細菌感染症を治しているのではないのです。抗生物質が人間の持っている免疫能力と協力して感染症を治しているのです。

したがって、高齢者や新生児など免疫能力が高くない患者や、免疫抑制のあるエイズ患者、免疫抑制剤を用いている自己免疫疾患をもつ患者や臓器移植を受けた患者では自分の免疫能力が落ちています。だから、感染症は治りにくいのです。21世紀でも肺炎が日本人の重大な死亡の原因なのは、そのためなのです。

また、一部の人が主張する「抗生物質があるからワクチンは要らない」という意見が間違いである理由の一つもここにあります。抗生物質だけでは十全に感染症と対峙できないのです。

抗生物質が効かないウイルス感染症の存在や、抗生物質の副作用、薬剤耐性菌の出現なども、抗生物質の持つ欠点です。よって、抗生物質以外のオプションも、抗生物質に加えて持っていなければなりません。その最大のオプションこそが、予防接種、ワクチンなのです。

「自然免疫」と獲得免疫

では、そのような免疫能力をもう少し具体的に説明しましょう。

まず、人間の免疫機能は大きく分けると「自然免疫」と獲得免疫に二別できます。それぞれ英語では innate immunity と acquired immunity といいます。immunity が免疫という意味の英語で、immunis「免除されている」というラテン語から派生した言葉です。

さて、鋭い読者の方はお気づきになったかもしれません。私は免疫能力が「自然免疫」と獲得免疫に二別できる、と書きましたが、なぜか「自然免疫」だけカッコを付けています。いったい、それはどうしてでしょうか。

それは、innate immunity の訳語として、「自然免疫」というのは必ずしも正しくない、誤解を与えやすい悪訳だと私が考えているからです。

Innate という英単語は「生まれついての」「生まれ持った」という意味です。だから、innate immunity とは「生まれつきの免疫」ということです。対する獲得免疫は生まれたときは持っていないけれど、生後「獲得した」(acquired) から獲得免疫なのであり、両者はしたがって対称的な存在です。

では、なぜ「自然免疫」などというへんてこな訳語を当てたのでしょうか。この訳語を発明した人も、それが使われだした時期も私は寡聞《かぶん》にして知りませんが、この悪訳のせいで、「自然免疫」は日本人の社会に大きな誤解を生んでしまったと思います。

なぜならば、我々が「自然」というとき、それは母なる大自然とかいうときの、natureとかnaturalという意味を含んでいるからです。養殖物に対する天然物、人工物に対する自然物。無農薬野菜とか、無添加食品とか、「自然」には人間の手の入っていないもの、というポジティブなニュアンスがあります。

だから、「自然免疫」という言葉はインチキな医者や「トンデモ」な科学者にしばしば悪用されています。「ワクチンは人工物を注射する不自然な医療、『自然免疫』を高める体に優しい医療のほうがベターですよ」と喧伝するわけです。

すでに述べたように、「自然免疫」も獲得免疫も人間が持っている病気を逃れるシステムという点で何の違いもありません。生まれつき持っていたか、後から備わったかの違いに過ぎません。獲得免疫はワクチンでも得られますが、病気になったりすることで「自然に」得られることもしばしばです。例えば麻疹にかかった人が、一般的に生涯麻疹にならないのは、獲得免疫のおかげです。

しかしながら、「自然免疫」という悪訳をしてしまったせいで、獲得免疫があたかも「不自然な免疫」であるかのような印象操作がなされてしまいます。そのような印象操作の中で、あたかもワクチンが「よくないもの」であるかのように語られるのです。そして、その論法で「だから、こちらのサプリメントで自然免疫をアップさせましょう」みたいな宣伝をするのです。

とはいえ、「自然免疫」という用語は日本社会において、医学界でも一般の社会でも人口に膾炙してしまった言葉であり、よほど大きなムーブメントがない限りこの言葉がなくなることはないと思います（なくなってほしいですが）。したがって、本書でも致し方なく、誠に無念ではあるけれども、という思いを込めてカッコ付けで「自然免疫」と称するのです。

「自然免疫」とは

「自然免疫」とは一つのシステムのことを指す用語ではありません。生まれ持った、病気から身を守る能力はすべてこの「自然免疫」というバスケットの中に放り入れられています。「自然免疫」とは雑多な能力の総称なのです。

例えば、皮膚。人間は皮膚の物理的な遮断能力で外敵から身を守っています。「免疫」などという専門用語を使うとハイテクな分子生物学的な防御能力をイメージしがちですが、皮膚のようなローテクな「壁」が、実に強力な防御能力になっているのです。

その証拠に、いったんこの皮膚が破綻してしまうと、人間は感染症に非常に弱くなります。例えば、アトピー性皮膚炎のように皮膚に炎症の起きる病気があると、皮膚の表面が壊れてばい菌がそこから入りやすくなります。場合によってはそのまま菌が血流に乗って心臓に感染症を起こす（感染性心内膜炎）ことすらあります。

あるいは医療行為です。たくさんの医療行為は皮膚に（やむを得ず）傷をつける行為です。手術のときは、皮膚をメスで切ったり穴を開けたりして病巣にアプローチします。糸と針で皮膚を縫い合わせた後もわずかな隙間は残っており、眼に見えないほどの小さな菌はそこから入っていきます。ときにそれが術後の感染症という合併症につながることもあるのです。

もっとも、人間の体もよくできていて、糸と針で縫い合わせた皮膚は「自分の力で」細胞同士をつなげて隙間を閉じてしまいます。術後しばらく時間が経てば、もう菌が入る隙間はありません。人間は怪我をした時も、自らを再生する再生能力を持っています。これがなければ我々は怪我をした後も傷が残りっぱなしになってしまいます。そう考えてみると、人間の体ってとてもよくできているといつも思います。

点滴は「諸刃の剣」

また、手術みたいな大掛かりな医療でなくても、皮膚に傷をつける医療はたくさんあります。

典型的なのが、点滴です。点滴とは皮膚に針を刺し、その針を血管のなかに入れ、そこにカテーテルという管を通して薬や液体を直接血液内に流し込むことを言います。多くの医薬品は口から飲む経口薬ですが、それだと胃酸で溶かされたり、消化管から吸収されにくかったりして、必ずしも効率のよい投与法とはいえません。とくに重症患者で大量の薬を必要とするときなどは、我々は点滴で薬を投与します。

しかし、血管にカテーテルを通すためには必ず皮膚に針で穴をあけなければなりません。皮膚に穴があくと、そこから菌が入ってしまうことがあります。穴は直接血管につながっていますから、菌は血液の中に直接入ってしまいます。「菌血症」というこの状況は重症感染症の原因になります。このような感染症を専門用語では「カテーテル関連血流感染」と呼びます。

なので、点滴も「諸刃の剣」的なところがあるのです。大量の薬を効果的に投与できる反面、感染症のリスクが増してしまいます。私のような感染症の専門家は、毎日のように病院で発生するカテーテル関連血流感染と格闘しています。

患者さんのなかには「しんどいので点滴してほしい」と言われる人がいます。私は基本的にこのようなお願いはお断りしています。

どうしてかというと、私たちが患者さんに用いるこういう場合の「点滴」は、実はただの水と塩と砂糖、それに細かな混ぜモノが入っているだけの代物だからです。多くの患者さんがこのような水と塩と砂糖の点滴で気分がよくなりますが、それはいわゆる「プラセボ効果」というものでして、具体的な薬効が点滴のボトルにあるわけではありません。例外としては脱水状態の患者さんだと、点滴による水分補給で病気が治ることもあります。

しかし、たとえ脱水状態の場合でも近年は口から水分をとったほうがよいと言われています。ＯＲＳと呼ばれる水分補給剤であれば、腸からよく吸収され、脱水も治療できます。わざわざ痛い思いをして針をさされ、大事な「自然免疫」能力である皮膚に傷を付ける必要はありません。そのような点滴が必要な患者は嘔吐などで水が飲めないなど、ごく一部の例外的な患者さんだけです。子どもだと、少し水で薄めたリンゴジュースが脱水の治療に効果的だ、という研究が最近発表されました（＊2）。リンゴジュースなら子供でも飲みやすいし、安価です。痛い思いをさせて点滴を刺す必要は（ほとんど）ありません。

それでも、点滴をしてくれたら（主観的に）元気になるのだからよいではないか、とおっしゃる方もいるかもしれません。

確かに患者さんの気分がよくなることは大切です。しかし、それは「プラセボ効果」をもたらす医療行為にリスクがなければ、の話です。

すでに説明したように皮膚に穴を開ける点滴療法は「自然免疫」を破綻させるリスクをはらんでおり、それは感染症のリスクにつながります。点滴療法でないと治療できないような重症患者であれば、そのようなリスクは相対的には小さいリスクになりますが、「気分が良くなるだけ（で病気は治らない）」のためにそのようなリスクを冒す場合、相対的にそのリスクは大きすぎるリスクです。

だから、私は基本的に「ちょっと点滴してもらえませんか」みたいな患者さんの希望はお断りするようにしています（それでも、どうしても、と固執される場合はケース・バイ・ケースで、リスクを了解していただいたうえで点滴することもありますが）。

皮膚はすごい

ところで、私は皮膚を物理的な遮断能力と説明し、「ローテクな」「自然免疫」能力であると説明しました。しかし、近年では皮膚も「案外」ハイテクなシステムであることが分かってきました。

例えば、皮膚を作っている上皮細胞同士はただ並んでいるだけでなく、タイトジャンクションと呼ばれる細胞間接着装置で結び付けられ、細胞の間を物質が出入りできないような仕組みができています。また、皮膚には Toll-like receptor、ＴＬＲと呼ばれるタンパク質がありまず。これは外敵である微生物を察知するレーダーのようなタンパク質でして、ＴＬＲが微生物を見つけると、免疫細胞が誘導されて微生物は排除されます。

アトピー性皮膚炎の患者さんは皮膚に感染症を起こしやすいと言いましたが、それは単純に皮膚が物理的に破綻しているだけではなく、このＴＬＲを介した微生物排除機能に異常が起きており、炎症が起きても感染をコントロールできないからなのです。

「自然免疫」はジェネラリスト

「自然免疫」にはその他多くの細胞も参加しています。好中球、マクロファージ、ＮＫ細胞、あるいは樹状細胞といった免疫細胞が化学物質を産生、放出したりして外敵をやっつけます。

「自然免疫」のよいところは、このような外敵を排除する仕組みがいろいろな微生物に、素早く発動されることです。初動の早い現場のおまわりさんといったイメージです。ただし、欠点もありまして、「自然免疫」はいろいろな外敵に立ち向かう、いわば「ジェネラリスト」な性格を持つおまわりさんですが、その外敵排除能力はあまり強くなく、また長くは続きません。後述するように、「自然免疫」を高めて感染症やがんの治療に役立てようという研究がたくさん試みられていますが、なかなかうまくいかないのはそのためです。

「自然免疫」にまつわるファンタジー

「自然免疫」を向上させる方法というのはたくさん研究されています。例えば、NK細胞は、これは「自然免疫」の主要な役割を担っている細胞として知られています。グーグルでNK細胞で検索すると、あるわあるわ、「NK細胞でがんが治る」とか「NK細胞で免疫能力を高めてHIV感染症が治癒する」といった怪しげな検索結果が満載です。

たしかに、NK細胞は様々なウイルスに活性があり、HIVを抑制する効果があることも事実です（＊3）。しかしながら、そのようなNK細胞の活動からHIVは逃れてしまい、結局HIV感染もその結果起きるエイズもNK細胞によって治ることはありません。NK細胞の活性によってがんが治ることもありません。エイズやがんがNK細胞によって治癒するのなら、これは巨大な医学上の大発見ですが、そのような事実はないのです。

ＮＫ細胞の活性を高める方法はたくさんあります。かくいう私も医学生時代、そのような研究のお手伝いをしていました。例えば、人参養栄湯という漢方薬を飲むとＮＫ細胞活性が高まることが私たちの実験から分かっています（＊４）。

しかし、これはあくまでも血液検査でのＮＫ細胞の活性が高まったことを測定したにすぎません。血液検査の検査結果を変える方法は山ほどあるのですが、それが「病気が治る」ことと同義ではないのが問題です。そして、世の中にある大量の医学研究が「血液検査の結果を変える」効果をもたらしましたが、それが「病気が治る」効果につながるのはほんのごく一部なのです。

残念ながら、２０１６年６月25日に私が医学系データベースを検索した限り、ＮＫ細胞活性を高めることによってなんとか病を治療するのに成功した、という論文は一つも見つかりませんでした。「自然免疫」を高めて健康になれるとか、病気にならない、という検証結果もひとつもありません。ＮＫ細胞活性を高める論文は山ほど見つかるのに、です。

ＮＫ細胞活性を含め、人間の「自然免疫」が我々の健康に寄与していることは間違いありません。しかし、現在のところ我々はこれを人為的に高めて「より健康になる」方法を持っていないのです。多くのネット情報が喧伝する「『自然免疫』を高める」方法は、せいぜい血液検査を少し変化させるにすぎません。

もちろん、現代医学で効果がないからといって、未来の医学でも「自然免疫」が治療に役立たないとは限りません。例えば、NK細胞同様「自然免疫」の一翼を担っているタンパク質、TLRはがんの治療に有効なのではないか、と言われています（＊5）。皮膚の「自然免疫」にも一役買っている、あのTLRです。もっとも、「言われている」というレベルなのでまだ確定的ではありません。

TLR7のアゴニストであるイミキモドは皮膚がんなどに効果があり、これは実用化されています。「自然免疫」が実臨床で役に立っている例外的な存在です。

医学の世界では無数の治療法が開発されますが、治療効果がなかったり患者に毒性が強すぎて使えなかったりするのです。そうして残された僅かな少数派が、現在臨床現場で患者さんに使われています。医薬品は非常に高額なことが多いですが（もっとも日本の患者さんは優れた国民皆保険制度のせいで、安価で医療の提供を受けることができるのでそれを実感しにくいですが）、そこには開発途中で失敗に終わった無数の医薬品の研究開発コストも加味されているからなのです。

いずれにしても、「自然免疫」を活用した治療はまだまだ研究の道半ばというのが現状です。「自然免疫」を高める方法はたくさんありますが、それが「病気が治る」ことにつながっている方法は現在ほとんど存在しません。獲得免疫を高めるワクチン以上に効果的な感染症の予防法にはなりえません（現段階では）。

だから、『「自然免疫」を高めることで、ワクチンなしでも感染症にならない」などという謳い文句はファンタジーにすぎないのです。そういう甘言にだまされてはいけません。

獲得免疫はスペシャリスト

さて、では「自然免疫」と対比されるべき獲得免疫について説明しましょう。こちらは「自然免疫」に比べてずっと前からその存在が知られていました。

すでに述べたように、麻疹のような感染症は一度かかると（学問的にマニアックな例外を除けば）もう一生麻疹になることはありません。このように、ある病原体が体に入り、その病原体の記憶を持つ細胞（記憶細胞 memory cells）が活性化され、その病原体に特有の抗体（免疫を司るタンパク質）ができることで、同じ病原体の侵入と感染を防御できる仕組みを獲得免疫と呼ぶのです。生まれつき持っているのではない、生まれた後で獲得された能力だから獲得免疫です。

獲得免疫は「自然免疫」とは異なり、ピンポイントで特定の病原体にしか反応しません。ジェネラリスト、町のおまわりさん的な存在である「自然免疫」に対し、獲得免疫はスペシャリスト、麻薬Gメンのように役割に特化した免疫機能なのです。その分、その免疫能力は「自然免疫」よりもずっと強力で、長続きします。多くの場合は一生涯続く高い能力です。

獲得免疫を司っているのは人間の血液にある白血球という細胞です。白血球はいろいろな細胞に分類されますが、特に獲得免疫で重要なのはリンパ球という名前の白血球です。

リンパ球は大きく分けてB細胞とT細胞に分けられます。抗体を作るのがB細胞（厳密には、B細胞が変化してできた形質細胞）、記憶細胞として機能するのがT細胞（の一部）です。B細胞は骨の中にある造血組織、「骨髄」で作られます。骨髄はbone marrowと言いますから、ここでできるのがB細胞と覚えれば分かりやすいですね。T細胞は首のところにある胸腺でできるリンパ球です。胸腺は英語でthymusと言います。thymusでできるから、T細胞です。

獲得免疫の問題点

獲得免疫は非常に強力な免疫機能ですが、問題点もあります。

第一に、病原体によっては獲得免疫がうまく作動しないものがあります。

例えば、ノロウイルス。ノロウイルスは冬に多い、食物などを汚染して感染する嘔吐下痢症の原因です。世界の嘔吐下痢症の最大の原因がノロウイルスなのですが、ノロウイルスに感染しても獲得免疫は十分に得られません。なので、ノロウイルス感染で嘔吐下痢症に苦しんだ人は、同じノロウイルスの再感染を起こしてしまうリスクがあるのです。そしてこのことは、ノロウイルスに対するワクチン開発が難しいことも意味しています。

また、獲得免疫を得るためにはその病原体に曝露されねばなりません。しかし、病気にならないために病気になるというのは一種の矛盾です。「麻疹にかかってしまえば麻疹に対する免疫がつくから、わざと麻疹になろう。そうすればワクチン接種も必要ない」なんて主張する人々がいます。しかし、病気にならないために病気になるというのは、これは明らかに本末転倒な意見です。

たしかに、麻疹はかかっても大抵の場合は（免疫を獲得することで）自然に治ってしまうことが多いです。しかし、麻疹ウイルスは空気感染といって非常に人にうつりやすいのが特徴で、一度流行すると大量の患者が発生するリスクがあるのです。たとえ死亡率が低い、比較的軽症の感染症でも、大量の患者が発生すれば、全体としての死亡者の数は増えてしまいます。

死亡率は分数で計算します。分母が病気にかかった罹患者、分子は死亡者です。たとえ死亡率が低くても、分母の罹患者が激増すれば（同じ死亡率であれば）分子の死亡者数も増加します。

その証拠に、世界保健機関（ＷＨＯ）の発表によると２０１４年には11万４９００人が麻疹のために命を落としていました（＊６）。これは毎日約３１４人、毎時間約13人の死亡を意味します。麻疹は世界規模では人々の健康に対する大きな脅威であり、それは21世紀の現在でもそうなのです。

こうした脅威に対抗する目的があるとはいえ、獲得免疫を得るために病気になるのは明らかな矛盾です。その矛盾を克服するために活用されているのが、ワクチンなのです。

（2）日本のワクチン

ワクチンとは

ワクチンとは病原体と同じ構成成分を人間に投与することで、病原体の曝露を回避しながら人間の獲得免疫を発動させる医療行為です。

例えば、麻疹ワクチン。前述したように麻疹の獲得免疫を得るために麻疹にかかるのは本末転倒です。そこで麻疹にはならないけれど、麻疹ウイルスに対する獲得免疫を発動させるワクチンが使用されています。

麻疹ワクチンは麻疹の死亡リスクを減らしてくれる強力な医療アイテムです。前述のWHOの発表によると、２０００年から２０１４年までの間に普及した麻疹ワクチンのおかげで、麻疹の死亡リスクは79％も減少しました。この間、１７００万人以上の人命が麻疹ワクチンのおかげで救われたと見積もられています。

ワクチンは、獲得免疫のもつ本質的な矛盾を回避した、実にクレバーな医療行為なのです。

ワクチンは人工的なのか

ときどき、「ワクチン接種は人工物を注射している。そのような人工的な営為は私は好きではない」という意見を聞きます。

確かに、ワクチンは人工物の注射です。しかし、ワクチンそのものが病気と戦っているわけではありません。ワクチンが行っているのは我々がもともと持っている獲得免疫能力の発動です。病気と戦っているのはあくまでも我々の免疫能力なのです。

そうやって考えてみると、ワクチン接種が人工的な医療なのか、人間のもつ能力による営為なのかは「見方の問題」ということになります。

そもそも、医療において人工的なのか自然のものなのかは、健康という観点からは本質的には関係がありません。自然にあるものがよいもので、人工的なものはよくない、という観点はナイーブな自然崇拝主義です。もっとも、古代ギリシャの哲学者アリストテレスも「自然か、人工か」という区別にこだわっていたそうです（スティーヴン・ワインバーグ『科学の発見』文藝春秋）。アリストテレスといえば高い知性の代名詞のような印象があります。その彼ですらこのようなナイーブな間違いをしていたのですから、現代人の「自然、人工」の誤謬を非難するのも酷な話なのかもしれません。

こういう主張（人工物はよくない）は人文系の学者（の一部）がときどきすることで、私が医学生のときも教養課程の哲学の授業で、担当の先生が「科学や技術が信用できるとは限らない」といった意見を述べていました。

これは科学や技術に対する本質的な誤解です。なぜなら、科学や技術は、科学や技術のもつ欠点や限界に自覚的だからです。

ワクチンを科学的に検証する人たちは、ワクチンを手放しで褒め称えているわけではありません。ですからその誤解はワクチンに対する科学的な態度ではなく、ワクチンを崇拝し、ワクチンを宗教的に取り扱っていることになります。

科学的な態度とは、ワクチンにできることと、できないことをきちんと区別する態度のことであり、そして、その「できること」と「できないこと」の境界線がどこにあるのかをできるだけ厳密に探り当てようという態度です。ワクチンの長所も短所も公平に評価する態度のことです。

そして、ワクチンができることと、できないことの境界線の設定は、科学的な態度のみに可能な営為です。だから、（少なくとも効果と安全性という観点からは）科学以外のやり方でワクチンを評価することはできないのです。

科学や技術の世界に生きる人ほど、科学や技術に懐疑的な態度をとります。学術界での発表や科学論文を手放しで無検証に賞賛する態度は、学術界での発表や科学論文を（検証なしに）全否定する迷信的な態度と根っこは同じです。前述の哲学の先生が言っていた「科学や技術が信用できるとは限らない」はまったく正しい言明なのですが、この先生はそれを単なる科学や技術への懐疑主義、あるいは自然科学へのルサンチマンとして全否定してしまいました。科学や技術が信用に足るかどうかを判定できるのは、実は科学や技術だけなのです。

このような文系の理系に対する根拠薄弱な否定的な感情はおかしな話です。本来、学問に文系も理系もありません。そもそも、自然科学とは自然界の現象を理解、説明しようという営為であり、そこに自然物とか人工物とかいう分断もありません。このような分断はナイーブで表面的な感情がもたらす根拠薄弱な分断なのです。

もっとも、文系の学者の科学・技術へのナイーブな懐疑は、理系の学者の科学・技術へのナイーブな信頼の鏡像みたいなものです。

医学者の多くは真実がどこにあるのか、という学問的な追究を放棄し、「結論ありき」の考察をしています。真実追究を放棄して、インパクトの強い論文を書くために真実をそっちのけにしています。挙げ句の果てはデータの捏造というあるまじき態度をとってしまう人すらいます。科学や技術を「業績のための手段」として取り扱い、本来の目的を見失ってしまっています。このような体たらくでは、科学界、医療界が信頼を失っても仕方がありません。「科学や技術が信用できるとは限らない」は正しい言葉ですが、あまりに正しいがゆえに意味のない言葉です。しかし、「科学者や技術者が信用できるとは限らない」という言い方なら意味の大きな問題提起なのでしょう。論文のデータの捏造や、自動車のデータ改ざんといった不祥事が次々と報道される現在、多くの人たちが我々の営為に懐疑的です。当然だと思います。

このことは本書の最終章において再度、検討しなければなりません。

「人工」か「自然」かは不毛である

ワクチンは人工物を投与し、人間に備わった獲得免疫能力を発動させて病気を予防します。人工的な医療と言えば言えますし、人間の能力を活用した、「自然な」医療とも言えます。少なくとも、病原体を直接化学物質で殺す抗生物質よりはずっと「自然な」医療なのではないでしょうか。

しかし、「自然」か否かは医療において本質的な問題ではありません。問題は、それが人の健康に寄与するか否か、です。

ペニシリンは青カビから取られた「自然な」物質ですが、現在医療に用いられているペニシリンは化学的に合成したペニシリンです。そのほうが安全で効果も安定しています。今でも青カビからペニシリンを抽出していたら、量が足りなくて困ったでしょうし、品質が安定しなくて薬効も信頼できないものになっていたでしょう。

また実は、ワクチンのように人間の獲得免疫能力を発動させなくても、人間の免疫能力を「直接」高める手段があります。それは、できあいの抗体を直接注射する方法です。これなら人間の免疫能力に頼らなくても、直接病原体と戦う能力を高めることができます。

このような抗体を注射する治療を昔は血清療法と言いました。血清療法は北里柴三郎やベーリングが開発した治療法で、もともと感染症の治療用に開発されました。エールリッヒや秦佐八郎がサルバルサンを開発する前、つまり抗生物質以前の話です。北里柴三郎は破傷風の、ベーリングはジフテリアの抗毒素を作り、こうした感染症の治療に役立てました。破傷風もジフテリアも細菌感染症ですが、破傷風菌やジフテリア菌が作る毒素が病気の原因になるのです。したがって、菌を抗生物質で殺さなくても、毒素を中和してしまえば治療効果が期待できるわけです。北里やベーリングは菌ではなく、菌が作る毒素に対する抗体（免疫グロブリン）を開発して、感染症の治療に応用したのでした。

ちなみに、現在日本で小児に行われている4種混合ワクチンは破傷風、ジフテリア、百日咳、そしてポリオに対する混合ワクチンですが、破傷風とジフテリアは毒素を中和して、破傷風毒素やジフテリア毒素に対する獲得免疫を誘導するものです。毒素（トキシン）に似ているけど、違うという意味で、「トキソイド」と名付けられています。

ワクチンのように自らの獲得免疫を発動するような免疫能力の獲得を「能動免疫 active immunity」と呼ぶこともあります。それに対して、外から免疫能力を直接付与するやり方（免疫グロブリン注射）を「受動免疫 passive immunity」と言います。

このような方法（免疫グロブリン注射）は、生まれつき免疫能力の低い先天性免疫不全の患者や、川崎病のような炎症を起こす病気の患者の治療に現在でも用いられています。

もともと、免疫グロブリンは馬やウサギのような動物から得られた抗体を用いていました。しかし、このような他の動物を使って作った抗体だと、アレルギー反応が起きやすく、安全面で問題があります。次に、人の血液を集めてそこから免疫グロブリンを抽出する方法が開発されました。馬やウサギに比べればずっとアレルギーは起きにくくなります。しかし、これも人間とはいえ、他人の血液を使って作った医薬品なのでやはりアレルギー反応のリスクは消えませんし、ＨＩＶや肝炎ウイルスなど、血液由来の感染症のリスクが（僅かながら）残ってしまいます。

そこで現在開発が進んでいるのが、遺伝子組換えによる免疫グロブリン製剤です。これは大腸菌などの細菌に血液成分の遺伝子を組み込み、人為的に作成する血液製剤です。このような方法で作成したものでもアレルギー反応を完全にゼロにすることはできませんが、感染症のリスクはほぼ完全に排除できます。馬や人からとった血清を用いるよりもずっと安全です。

血友病は血液成分のうち、血を固める因子が生まれつき欠けているか、活性が低いかという先天性の病気です。かつて血友病の子どもは平均生存期間が４年未満という恐ろしい病気でした。ちょっとした傷でも大出血になってしまう血友病で、大きくなる前に死亡していたのです。

その後、凝固因子を投与する血液製剤が開発され、これを注射することで血友病患者の予後は著しく改善しました。しかし、他人の血液から作る血液製剤は感染症のリスクをはらんでいます。１９８０年代に血友病患者の間でＨＩＶ感染、エイズの大量発生がありました。いわゆる「薬害エイズ」問題です。

現在は血友病患者でのＨＩＶ感染は極めてまれになっていますが、そのリスクは完全にはゼロにはできません。事前の検査で見つからないＨＩＶ感染もあるからです（検査偽陰性といいます。現代医学の検査は、一般に信じられているほど正確ではないのです）。２０１３年にも輸血によるＨＩＶ感染が報告されています（＊7）。

しかし、遺伝子組換えによる免疫グロブリンならば、このような感染症のリスクはほぼありません。血友病患者も遺伝子組換えによる免疫グロブリンの恩恵を受け、かつてよりもずっと安全に血友病の治療を受けられるようになりました（血友病治療の変遷と薬害エイズについては拙訳『本質のＨＩＶ』〈メディカル・サイエンス・インターナショナル〉に付録として私が解説を加えています。関心のある方はそちらをお読みください）。

現時点では遺伝子組換えによる免疫グロブリン製剤は日本の医療現場では用いられていません。しかし、将来このような製品が完成、普及すれば現在よりもずっと安全に先天性免疫不全や川崎病の患者を治療できるようになると思います。

さて、長々と免疫グロブリン療法（受動免疫）について説明をしました。なぜこのような事例を紹介したかというと、「人工か、自然か」という命題が意味のない不毛な命題であることを例証するためです。

いわゆるナチュラル志向の人には、「遺伝子組換え」の医薬品など、とても受け入れられないと嫌悪感を示す方もおいでなのではないでしょうか。「遺伝子組換え食品」というと、なんとなく体に悪いもののような印象があるからです。

しかし、実際には「自然界からとった」馬やウサギ由来の抗血清や人から集めた血清のほうがずっと患者にとっては危険なのです。遺伝子組換え医薬品のほうがずっと安全で、患者の健康に寄与します。

大事なのは患者の健康。「人工か、自然か」といった観念的な議論をしてはいけないのです。大事なのは、患者にとって有効で安全か。その一点だけです。

なぜ何度も繰り返して接種するのか

予防接種は通常、何度も繰り返して接種しなければなりません。麻疹ワクチンでしたら2回、中には4回も5回も接種しなければならないワクチンもあります。

ここで、現在の日本の予防接種スケジュールを見ましょう（図2、122〜123ページ）。

定期接種というのは日本で推奨されている、無料で提供されているワクチンです。任意接種というのは、全員が接種することは推奨されておらず、希望者がお金を払って（全額自費）接種を受けるワクチンです。2016年10月からは任意接種のうちB型肝炎ワクチンが定期接種化されました。

ご覧いただくと分かりますが、多くのワクチンは複数回接種が必要です。肺炎や髄膜炎の原因になるインフルエンザ菌ワクチン（Hib）は4回、同じく肺炎や髄膜炎の原因である肺炎球菌ワクチンも4回、DPT－IPVというのはジフテリア（diphtheria）、百日咳（pertussis）、破傷風（tetanus）の3種混合ワクチンに不活化ポリオワクチン（IPV）を加えた4種混合ワクチンです。これも4回接種。麻疹（measles）と風疹（rubella）はMRという混合ワクチンで、2回です。水痘（みずぼうそう）も2回、日本脳炎は4回、そして現在積極的には推奨されていない定期接種（おかしな表現ですが）である子宮頸がんワクチン（HPV）が3回です。定期接種になったばかりのB型肝炎も3回接種です。

なぜ、同じワクチンを何度も打たねばならないのか。それは、ワクチンが本質的に私たちの獲得免疫、その免疫記憶を頼みにしているからです。

私たちもそうですが、記憶とはあやふやなものです。一度言われただけではすぐに忘れてしまいます。しかし、何度も繰り返しリマインドされることで、記憶は強化され、私たちはそれを忘れなくなるのです。

免疫記憶も同様です。一度だけの抗原刺激だけでは免疫記憶は強固にならず、また長期的に維持できません。繰り返して接種することで免疫記憶は高まり、また長く継続するのです。

2016年10月1日現在

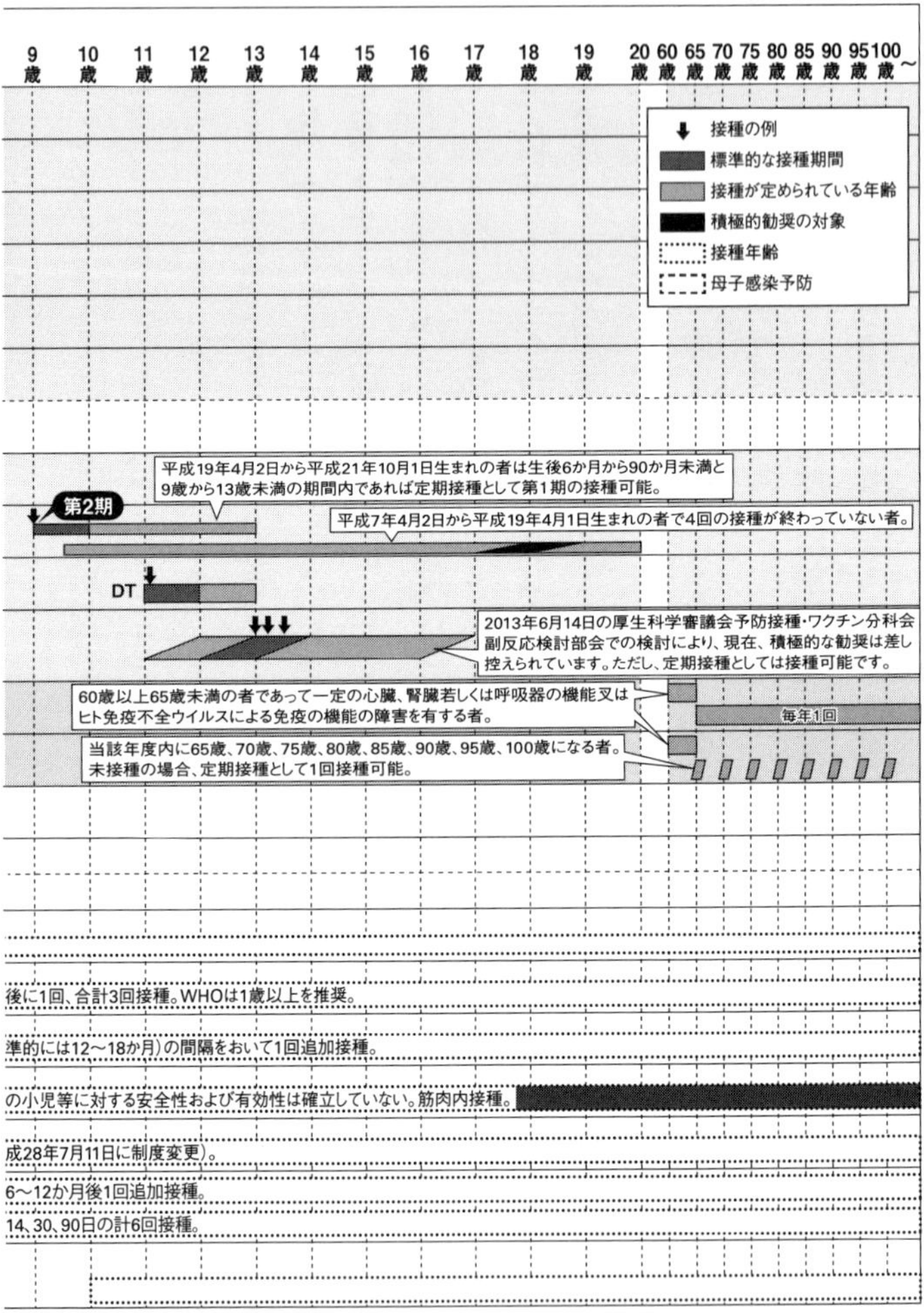

9歳 10歳 11歳 12歳 13歳 14歳 15歳 16歳 17歳 18歳 19歳 20歳 60歳 65歳 70歳 75歳 80歳 85歳 90歳 95歳 100歳～
接種の例
標準的な接種期間
接種が定められている年齢
積極的勧奨の対象
接種年齢
母子感染予防
平成19年4月2日から平成21年10月1日生まれの者は生後6か月から90か月未満と9歳から13歳未満の期間内であれば定期接種として第1期の接種可能。
第2期
平成7年4月2日から平成19年4月1日生まれの者で4回の接種が終わっていない者。
DT
2013年6月14日の厚生科学審議会予防接種・ワクチン分科会副反応検討部会での検討により、現在、積極的な勧奨は差し控えられています。ただし、定期接種としては接種可能です。
60歳以上65歳未満の者であって一定の心臓、腎臓若しくは呼吸器の機能又はヒト免疫不全ウイルスによる免疫の機能の障害を有する者。
毎年1回
当該年度内に65歳、70歳、75歳、80歳、85歳、90歳、95歳、100歳になる者。未接種の場合、定期接種として1回接種可能。
後に1回、合計3回接種。WHOは1歳以上を推奨。
準的には12～18か月）の間隔をおいて1回追加接種。
の小児等に対する安全性および有効性は確立していない。筋肉内接種。
成28年7月11日に制度変更）。
6～12か月後1回追加接種。
14、30、90日の計6回接種。

種する場合は、任意接種として受けることになります。ただしワクチン毎に定められた接種年齢がありますのでご注意下さい。

慮して、かかりつけ医あるいは自治体の担当者とよく御相談下さい。

20161001.pdf）を加工して作成

図2　予防接種スケジュール

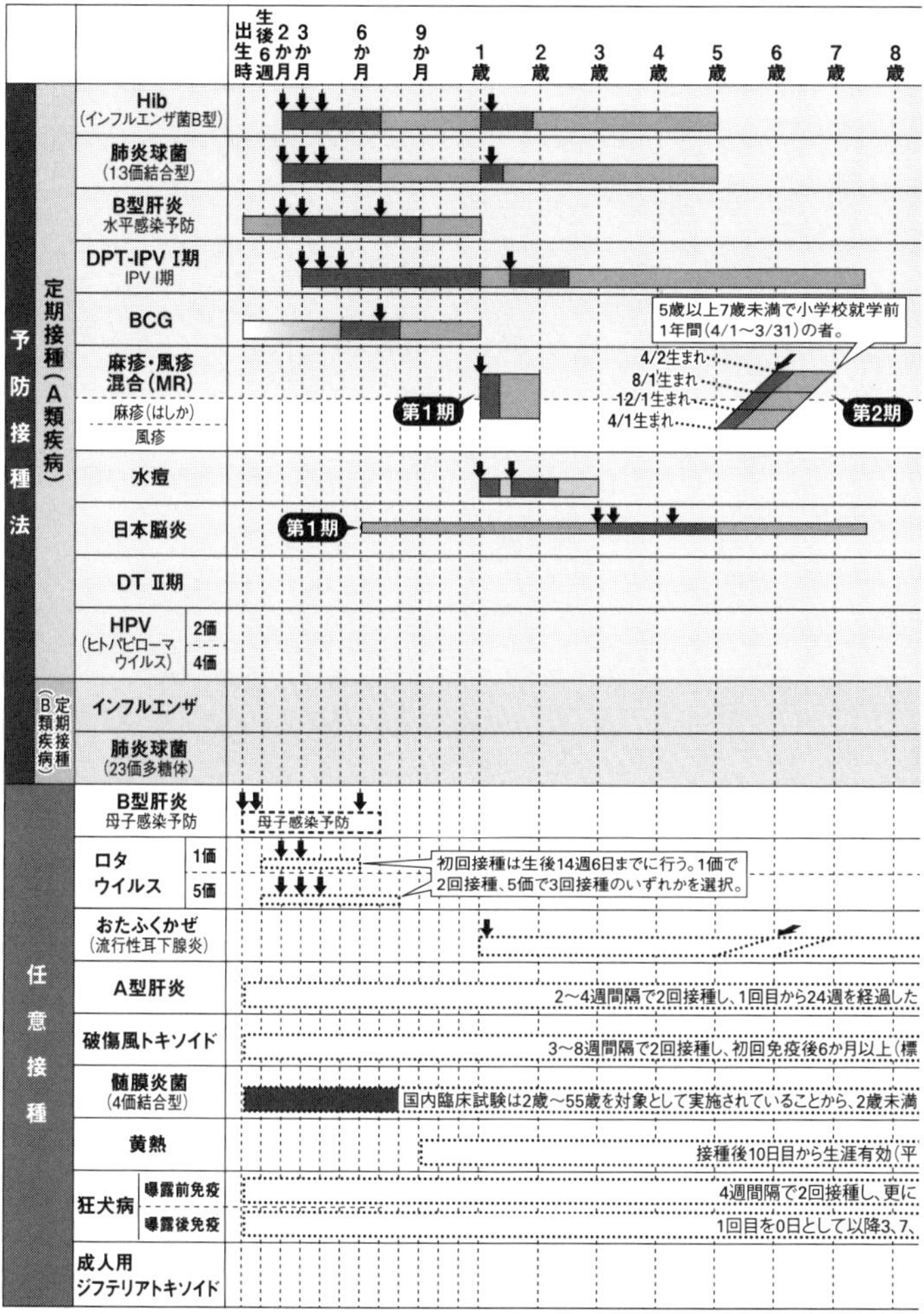

予防接種法に基づく定期の予防接種は、本図に示したように、政令で接種対象年齢が定められています。この年齢以外で接
なお、⬇は一例を示したものです。接種スケジュールの立て方についてはお子様の体調・生活環境、基礎疾患の有無等を考
出典：「日本の予防接種スケジュール」（国立感染症研究所、http://www.nih.go.jp/niid/images/vaccine/schedule/2016/JP

同時接種について

しかし、こんなにたくさんのワクチンを繰り返し接種するのは大変です。何度病院に行っても切りがありません。子供を医院・病院に連れていってワクチンを接種してもらうのはしばしば母親の仕事になっています。しかし、こんなにしばしば母親が医院・病院に行くというのは、現在のように共働きの家庭やシングル・マザーの家庭が多い状況ではフレンドリーな仕組みとは言い難いです。父親が代わりにやればいいじゃないか、という意見もあるでしょうが、その場合でも働いている父親が時間を割いて受診するのは大変なことに変わりはありません。

そこで、ワクチン接種の利便性を高めるためにいろいろな工夫がなされています。一つは、複数のワクチンを一つに詰め込む混合ワクチンです。例えば、DPT－IPVのような4種混合ワクチンや、麻疹と風疹のMRワクチンです。これなら、複数種類の免疫を同時につけることができます。

しかし、スケジュールが合わなかったり、技術的な問題などですべてのワクチンを一つに詰め込むことはできません。そこで、「同時接種」という手法が用いられています。

これは、複数のワクチンを同じ日、同じ時間に接種することを言います。例えば、インフルエンザ菌（Hib）、肺炎球菌、Ｂ型肝炎の３種類のワクチンを同時に接種することが可能です。大腿や肩、二の腕の後ろなど異なる部位に接種するのです。

諸外国ではずっと以前からこの同時接種を行っており、被接種者の利便性に配慮していました。私自身も自分の外来ではできるだけ同時接種を行い、何度も外来に足を運ぶ必要がないように配慮しています。

しかし、日本では昔からこの同時接種がなされていませんでした。安全面や有効性が落ちるのでは、と懸念されたからですが、そのようなことを示すデータは存在しません。

情報不足・科学的根拠に欠ける医薬品の添付文書

また、添付文書に同時接種に関する記載がないのも医療現場での運用を難しくしています。例えば、麻疹・風疹の混合ワクチンである阪大微研、田辺三菱のミールビックの添付文書には、同時接種に関する記載がなく、「他の生ワクチンの接種を受けた者は、通常、27日以上間隔を置いて本剤を接種すること」「不活化ワクチンの接種を受けた者は、通常、６日以上間隔を置いて本剤を接種すること」と記載されています。同時接種を明確に禁じた文章ではありませんが、「異なるワクチンは同時に打つべきではなく、しかも間隔をしっかり空けよ」

というメッセージが内意されているように読めます。ちなみに、生ワクチンとはウイルスなど生きた微生物そのものを弱毒化して接種するワクチンで、不活化ワクチンはそうした生きたものを使わないワクチンのことです。前者の場合は病気を起こしにくい微生物を直接接種しており、一般に強力な免疫が得られる反面、まれにそのワクチン（微生物）そのものが感染症を起こすことがあるため、免疫抑制者や妊婦では禁忌になっています。例えば、ポリオのワクチンは、強力だが副作用が問題になる生ワクチンと、若干効果が劣るが安全面に優れた不活化ワクチンのどちらを用いるべきかで、歴史上何度か議論、検討がなされてきました（後述）。

実をいうと、ミールビックなど日本のワクチン添付文書にあるこの「間隔を置いて」という方法にはなんら科学的根拠はありません。

確かに、同じワクチンを繰り返し接種する際には、一定の決められた間隔を置いてから接種する必要があります。例えば、インフルエンザ菌（Hib）のワクチンは3〜8週間の間隔を空けて、次のワクチンを打つことが推奨されています。それよりも短い間隔で接種してしまうと、免疫獲得能が落ちてしまいます（間隔を延ばす場合は、ワクチンの効力が落ちないと考えられています。外来に急に行かれなくなった、とキャンセルされる場合も慌てる必要はありません)。海外駐在の際に「急いでワクチンを打ちたい」という人のために、投与間隔をあえて縮めて予防接種を打つやり方もあります（前倒しスケジュール accelerated schedule)。ただし、これは一種の変法ですから予防接種の勉強をよくしている医師にきちんと吟味してもらってから接種をお願いするのがよいでしょう。

ワクチンに関するバイブル的教科書、Plotkin の『Vaccines, 6th ed.』を読むと、次のように書いてあります。

「不活化ワクチンは他の不活化ワクチンや生ワクチンの免疫反応に干渉するという知見はない。不活化ワクチンは異なる不活化ワクチンや生ワクチンと同時に、あるいは前後のいかなる時にも、接種できる」

そして、生ワクチンと異なる生ワクチンの場合も同時接種は可能であるとし、ただし、両者の間隔を空けるときは最低4週間は空けるように、と記載されているのです。

まとめますと、

不活化ワクチンと異なる不活化ワクチン　同時接種可。
同時じゃない場合は間隔の空け方には決まりなし（翌日とかでもＯＫ）。
不活化ワクチンと生ワクチン　同時接種可。
同時じゃない場合は間隔の空け方には決まりなし（翌日とかでもＯＫ）。
生ワクチンと生ワクチン　同時接種可。
もし間隔を空けるなら、４週間は最低空けること。

となります。添付文書とはえらい違いですね。
残念ながら、ワクチンに限らず日本の医薬品の添付文書は科学的な妥当性に乏しい、間違った記載が少なからず存在します。しかも、そういう間違いを我々専門家が指摘しても、硬直的な制度のためになかなか直してくれません。官僚は誤りを頑として認めようとしないのです。誤らないことではなく、誤りを素直に認めることこそが、知性の証なんですけどね。
なお、最近承認された小児用肺炎球菌ワクチン（プレベナー）などの添付文書には、
ただし、医師が必要と認めた場合には、同時に接種することができる

とやや消極的ながらも書かれています。まあ、一歩前進と言えましょう。

同時接種に対する日本小児科学会の見解

予防接種については非常に科学的かつ先進的な提言を続けている日本小児科学会は、「日本小児科学会の予防接種の同時接種に対する考え方」というそのものずばりな推奨を行っています（＊8）。

彼らの結論は、以下のようなものです。

同時接種について現在分かっていることとして以下のことがあげられる。

1）複数のワクチン（生ワクチンを含む）を同時に接種して、それぞれのワクチンに対する有効性について、お互いのワクチンによる干渉はない。

2）複数のワクチン（生ワクチンを含む）を同時に接種して、それぞれのワクチンの有害事象、副反応の頻度が上がることはない。

3）同時接種において、接種できるワクチン（生ワクチンを含む）の本数に原則制限はない。

また、その利点として、以下の事項があげられる。

1）各ワクチンの接種率が向上する。

2）子どもたちがワクチンで予防される疾患から早期に守られる。

3）保護者の経済的、時間的負担が軽減する。

4）医療者の時間的負担が軽減する。

学術界は世の中のために積極的な提言を行う社会的義務がありますから、素晴らしいことだと思います。

接種部位の問題とは

予防接種の多くは注射薬で、そのほとんどは筋肉注射（筋注）か、皮下注射（皮下注）です。

しかし、なぜか日本では多くの予防接種が皮下注になっています。

前掲の『Vaccines, 6th ed.』によると、ほとんどのワクチンは筋注が推奨されています。

DTaP（ジフテリア・破傷風・百日咳の3種混合ワクチン）、Hib、A型肝炎、B型肝炎、インフルエンザなど。

注射ワクチンで皮下注が推奨されているのはMMR（麻疹、風疹、おたふくかぜの3種混合ワクチン）、水痘ワクチン、そして帯状疱疹と髄膜炎菌ワクチン（の一種。4価髄膜炎菌多糖体ワクチン）だけです。あと、不活化ポリオワクチンと、成人用の肺炎球菌ワクチンは皮下注と筋注どちらも可、となっています。

特に、アジュバントという、ワクチンの効果を高める添加物が入っているワクチンであれば、筋注が推奨されています。皮下注だと炎症が強く出て痛みや腫れが目立つのですが、筋注であれば痛みも腫れもあまりないからです（＊9）。

ただし、麻疹など生ワクチンでは筋注よりも皮下注のほうが効果が大きいため、皮下注が推奨されています。

『Vaccines, 6th ed.』では筋注が推奨されているインフルエンザワクチンですが、日本ではなぜか皮下注にせよ、と添付文書に書いてあります。やはり、添付文書に科学的に合理的な記載がない一例です。高齢者の場合、筋注のほうが皮下注よりも免疫原性が高かった、という研究結果が出ています（＊10）。ならば、筋注をするほうが合理的です。

２００９年にＨ１Ｎ１新型インフルエンザが世界的に流行したとき（パンデミック）、国産のワクチンと海外のワクチンが用意されましたが、国内のものは皮下注、海外のものは筋注でした。なぜこのような齟齬が生じるのでしょう。そのときの専門家会議で皮下注と筋注の副作用の比較が紹介されていました。明らかに皮下注のほうが局所の炎症所見が多く見られ、痛みも強かったのです。会議に出席していた私は、「だったら、みんな筋注にすればよいのに」と私としては当然の意見を述べました。

しかし、この意見はなかなか取り入れられませんでした。専門家の中には、「臨床試験で観察されている副作用は確かに皮下注のほうが多いかもしれないが、筋肉の中を観察すれば、ちゃんと炎症が起きているはずだ。人がそれに気づいていないだけで」とコメントしました。私はその意見をおかしいと思いました。本人が主観的に苦痛に思わない反応なんて気にする必要はないからです。我々が気にするべきワクチンの副作用は被接種者自身に自覚できる、苦痛をもたらすものだけだからです。

日本では、１９６０年代に筋注による大腿四頭筋短縮症が問題になりました。これは筋注されたクロラムフェニコール（抗生物質）や解熱剤の注射で起きた副作用です。しかし、ワクチンとは注射針の大きさも投与量も全然違います。筋肉内ワクチン注射の安全性は数々のデータが示すところです。

過去のトラウマで「なんとなく恐ろしい」といった非合理、非科学的な根拠でより安全で副作用の少ないワクチン接種方法が棄却される。ここにも日本のワクチン行政の後進性と非科学性が象徴されています。

インフルエンザワクチンの再総括

前著『予防接種は「効く」のか?』でも、インフルエンザワクチンの評価はしました。日本から発信された研究、いわゆる「前橋レポート」はインフルエンザワクチンの効果を否定し、「前橋レポート」は一部のワクチン反対主義者から聖典のように取り扱われています。しかし、現在の目から見るとその研究の質は高くなく、とても「ワクチンが効かない」と結論付けるような内容ではありません。そして、近年のPCR（遺伝子検査）を用い、最新の研究デザインを用いた研究はすべてインフルエンザワクチンに効果があることを示しています。また、演繹法的には、注射したワクチンが鼻やのどのウイルス感染を予防するというのは理屈に合わないのだけれど、鼻に噴霧した生ワクチン（理屈の上ではベターなワクチン）よりも注射のワクチンのほうがよく効くという研究も紹介しました。医学・医療は机上の空論だけではだめで、現実世界を観察した帰納法的な検証が必須です。インフルエンザワクチンにおいてもそれは例外ではありません。

さて、前著からずいぶん時間が経過しました。その後、インフルエンザワクチンはどうなったのでしょうか。

テスト・ネガティブ・デザイン

現在、インフルエンザワクチンの評価方法はさらに洗練されてきています。

起こった流行を後ろ向きに吟味してワクチンの効果を検証しようとすると、そこに「バイアス」という問題が生じます。そもそもインフルエンザワクチンを接種する人は健康意識が高い人だったりして、そのような人とワクチン接種をしなかった人とを比べてインフルエンザの罹患率を比べても、それがワクチンのおかげなのか、そのような健康コンシャスな生活態度のおかげなのかを区別することができません。

そこで、テスト・ネガティブ・デザイン（test-negative design）という研究方法が生まれました。これは、病院を高熱などで受診してインフルエンザの検査が陽性だった人と、検査が陰性だった人とを比較し、両者のワクチン接種率を比較するというものです。

もしワクチンにインフルエンザ予防の効果があれば、ワクチン接種率は、検査陽性群のほうが検査陰性群に比べてとても低いはずです。両者に差がなければ、「ワクチンは効果がない」と解釈できます。

また、このデザインだと、健康コンシャスで、医療保険も持っていて、病院を受診するという行動そのものについては誰にも差がありません。よって、よりバイアスが紛れ込みにくい、ということになります。また、この方法だと「現在流行している」インフルエンザに対するワクチンの効果をほぼリアルタイムで吟味できます。そういう速報性もこの方法の利点です（＊11）。

では、このような方法でインフルエンザワクチンの効果を吟味して、結果はどうだったでしょうか。２０１６年に数々のテスト・ネガティブ・デザインを集めた研究データの再分析、メタ分析が発表されています（＊12）。

インフルエンザウイルスにはＡとＢという2種類があり、Ａ型インフルエンザはウイルス表面にあるＨ抗原とＮ抗原でさらに細分化されています。例えば、２００９年から世界的に流行したパンデミック・インフルエンザウイルス（当時、新型インフルエンザと呼ばれていた、あれです）はＨ１Ｎ１ｐｄｍ09という呼称が与えられています。ｐｄｍはパンデミック、09

は2009年という意味です。実はこのウイルスは現在でも世界のあちこちで流行しており、「普通のインフルエンザ（季節性インフルエンザとも呼ぶ）」と同じ扱いになっています。当時毒性が強く、死亡率が高いと恐れられ、多くの誇大な報道やパニックを呼んだウイルスでしたが、蓋を開けてみたら「そうでもなかった」のでした。

で、このH1N1pdm09に対するインフルエンザワクチンの効果は全体では67％と判定されています。

一般に、ワクチン効果（vaccine efficacy、VE）はワクチンを打たなかった群でのインフルエンザ罹患率からワクチンを打った群でのインフルエンザ罹患率を引き算し、それをワクチンを打たなかった群でのインフルエンザ罹患率で割ったものになります。これじゃなんのことか分かりませんね。つまり、

（ワクチン打たない群のインフル罹患率－ワクチン打った群のインフル罹患率）

÷ワクチン打たない群のインフル罹患率

となります。

もし、ワクチンを打っても打たなくてもインフルエンザ罹患率が同じである（ワクチンが効いていない）のなら、この計算式の分子はゼロとなり、ＶＥも０％となります。ワクチンを打つとインフルエンザが完全にゼロとなる素晴らしい防御能があれば、分母と分子はいずれもおなじになり、ＶＥは１００％ということになります。そして、ワクチンを打った群のインフルエンザ罹患率が打たない群の半分になれば、この計算式の答え（ＶＥ）は50％になります。おわかりでしょうか。

つまり、インフルエンザワクチンのＶＥがＨ１Ｎ１ｐｄｍ09に対して67％だったということは、１００人が罹患するはずだったインフルエンザを、ワクチンのおかげで１００－67＝33人の罹患に減らしてくれたってことを意味しています。それを病院を高熱で受診した人全体で吟味したのがテスト・ネガティブ・デザインってわけです。もっとも、本研究ではＶＥをvaccine effectivenessと称し、若干異なる定義を用いて計算していますが、結果的には同じことだと思います。一般的に使われているvaccine effectivenessはもうすこし違う意味で使われることもあるのですが、このへんはあまりにマニアックな議論なので本書ではこれ以上深入りしません。

さらに、Ｈ３Ｎ２というタイプのＡ型インフルエンザに対するＶＥは33％、Ｂ型インフルエンザに対するＶＥは61％で、いずれも統計的に有意な（意味の大きな）差でした。とはいえ、Ｈ３Ｎ２に対する効果ってせいぜい３割引きなので、この結果にはがっかりした人もいると思います。

あと、高齢者だけに絞って分析するとＨ３Ｎ２に対する効果は24％で、しかも統計的な有意差はありませんでした。

24％という数字がまぐれな可能性が高いという意味です。もっとありていにいえば、Ｈ３Ｎ２に対しては高齢者では効いてないいんじゃないの？　という結果です。Ｂ型に対しては63％、Ｈ１Ｎ１ｐｄｍ09に対しては62％で、両者ともワクチンは効いており、かつその結果はまぐれではなさそう、というものでした。また、小児についてはＨ３Ｎ２に対するＶＥは43％、Ｈ１Ｎ１ｐｄｍ09については69％、Ｂ型については56％で、いずれも統計的に有意であり、このＶＥは「まぐれではなさそう」という結果になりました。

というわけで、最新の分析方法をもちいた場合、成人でも小児でも、インフルエンザワクチンの効果はやはり示されています。ただし、１００％効くわけではないので、「インフルエンザワクチン打ったのに、インフルになったよ」という人は当然でてきます。ただ、全体としてはワクチンを打ったほうがインフルエンザになりにくいのは事実です。また、高齢者ではＨ３Ｎ２に関してワクチンの効果が認められませんでした。もっとも、インフルエンザワクチンには現在４種類のワクチンが含まれており、他のウイルスに対しては効果が期待できますから、「高齢者にはワクチンを打つのは無意味」という結論にはなりません。

高齢者にワクチンが効きにくいのは当然で、それは高齢によって免疫力が衰えるからです。すでに説明したように、ワクチンとは己の免疫能力、獲得免疫を高める営為ですから、基本的には各自の免疫能力頼みなわけです。それが衰えてしまうと、ワクチンはどうしても効きにくくなります。もっとも、本当は免疫が弱り、病気に負けやすい人ほどきちんと予防してあげたいわけで、ワクチンはその要件を満たしていません。ワクチンの最大の弱点でもあり、ジレンマでもあります。

ＬＡＩＶにみる欧米と日本の予防接種ポリシーの差

さて、米国では鼻に噴霧するインフルエンザの生ワクチンが存在します。弱毒化インフルエンザ生ワクチン（live attenuated influenza vaccine）を略してＬＡＩＶと言います。このワクチンは不活化ワクチンよりも一般に効果が高い生ワクチンで、かつ鼻腔粘膜の抗体、IgAを直接高める効果が期待できるため、「注射のワクチンよりもベターなワクチン」と考えられていました。しかし、臨床試験では注射以上の効果が認められなかったのは、前著『予防接種は「効く」のか?』でお示ししたとおりです。とはいえ、注射の痛みもないし、効くことは効くんだから、と米国では長くこのＬＡＩＶが使われてきました。

ところが、２０１６年になって、米国の予防接種諮問委員会・ＡＣＩＰ（Advisory Committee on Immunization Practices）が２０１６年から17年シーズンではＬＡＩＶを「使わないように」と推奨したのです（＊13）。２０１３年から２０１６年にかけてのデータを分析した結果、ＬＡＩＶの効果が弱かったから、というのがその根拠です。データの解析によると、ＬＡＩＶのワクチン効果（ＶＥ）はわずか3％に過ぎず、しかも統計的な有意差もありませんでした。つまり、この3％ですら「まぐれの可能性が高い」のです。これではこのワクチンを「効く」と判断することはできませんね。

しかし、ＡＣＩＰの決定はＬＡＩＶを作っているワクチンメーカーにとっては大打撃です。このような決断が可能なのも、業界から独立して科学的に予防接種の方針を決定できるＡＣＩＰという仕組みが米国にあるからです。日本であれば、「業界にとって大打撃になるのは問題だ」とかいう人が必ず出てきて議論が非科学的になってしまうでしょう。意思決定者の多くは、国民の健康や安全よりも業界の繁栄を願っており、場合によってはそういう業界から金品の授受があって「太鼓持ち状態」になっていますから。

話はここで終わりません。実は、英国ではこのＬＡＩＶには効果があると判断し、英国公衆衛生庁・ＰＨＥ（Public Health England）は、このワクチンを使い続けることを決めました（＊14）。英国での分析では、小児に対するＬＡＩＶのＶＥは57・６％で、統計的にも有意差がありました。よって、インフルエンザ予防に有効であろうこの方法を保持するとしたのです。なお、フィンランドでも同様の分析結果が出たそうです。

現段階では、なぜ米国と英国（そしてフィンランド）のデータにこのような乖離が生じたのかは分かりません。しかし、いずれにしても大切なのは米国にしても英国にしても、きちんと臨床データを根拠として予防接種の方針を決定し、また決定者の責任の所在も明らかにしている点です。米国ならＡＣＩＰ、英国ならＰＨＥがプロとして科学的なデータ分析をきちんとして方針を決めています。日本のようにあちこちでいろいろな委員会が開かれて、専門家でもない官僚や政治家が意思決定に横槍を出し、あるいは財務省の役人が口を挟み、さらにその官僚や政治家の背後にたくさんの利益相反や思惑のある人たちがロビー活動をする、といったドロドロした環境はありません。

予防接種の価値を判断するときには、このような帰納法的アプローチ（臨床データの分析）

が重要です。そのデータに基づいて、当該ワクチンが接種に値するか、しないかを決定します。そこには結論ありきの議論はありません。日本の予防接種のポリシーが情緒と声の大きさで決められている、極めて三流の方法を保持し続けていることを、私はとても悲しく思っています。

インフルエンザワクチン効果なし？　の報道

２０１５年8月30日、毎日新聞の東京朝刊に「インフルワクチン　乳児・中学生に予防効果なし　慶応大など　４７２７人調査」というセンセーショナルなタイトルの記事が掲載されました。この記事によると、慶応大学などのグループがPLoS ONEという学術誌に発表した論文で、インフルエンザワクチンを接種しても6～11ヶ月の乳児と13～15歳の中学生ではインフルエンザワクチンの効果がみられなかった、というのです。

しかし、これはへんてこな記事でした。なぜなら、上記のグループを除く1～12歳ではいずれもワクチンの効果を認めていたからです。また、本論文はワクチンによる入院の減少も示していました。論文全体を読むと「ワクチンは効く」と結論付けるのが自然な論文の読み方なはずです。「6～11ヶ月と13～15歳以外ではインフルエンザワクチンに効果があった」

という言い方をするのが普通なのに、あえて「効かないほう」を強調して記事にするのは納得いきません。

さて、記事の元になった論文を検討してみます（＊15）。実はこの研究も、前述のテスト・ネガティブ・デザインでした。２０１３年から２０１４年にかけての日本の外来を受診した方を対象に、インフルエンザワクチンの効果を吟味したのです。

ただし、この研究では標準的な検査であるＰＣＲを用いず、迅速キット（ＲＩＤＴ）を用いてインフルエンザの有無を判断していました。

迅速キットは診療現場で簡単に行える検査で、インフルエンザのA型とB型を見つけることができます。そこはよいのですが、「感度が低い」のが問題で、インフルエンザなのに検査が陽性にならない「偽陰性」のリスクが高まります。そうすると、テスト・ネガティブ・デザインの場合、本当はインフルエンザなのに検査が陰性になって、インフルエンザではない群に患者が回されてしまう可能性があるのです。また、比較的まれですが、インフルエンザは本当はないのに検査が陽性になってしまう、「偽陽性」が起きることも報告されています。とくにインフルエンザが流行していないときの検査陽性には要注意です。この場合、本当はインフルエンザじゃないのに、インフルエンザ扱いされてしまうことを意味しています

（＊16）。

さて、この論文を読むと、6〜11ヶ月の子のワクチン効果は24％と計算されています。また、13〜15歳のワクチン効果は29％です。ただし、両者とも統計的に有意差はありませんでした。つまり、ワクチンの効果は「まぐれ」の可能性があるわけです。

しかしながら、このデータを見ると両群でワクチンの効果がない、と断ずることはできません。2割程度ではありますが、ワクチン効果は見られていたからです。ただ、両群とも参加者の数が少なかったので、その差が本当の差なのか、「まぐれ」の差なのかを区別できていないのです。

ワクチンの効果が仮に20％だとして、この20％の違いを「まぐれ」じゃないといえるような検証をするためには、ある程度たくさんの研究参加者が必要です。本研究では、ワクチン効果の分析に必要な参加者数を事前に設定していません。もう少し厳密に言えば、この研究は6〜11ヶ月や13〜15歳の子どもたちのワクチンの効果を吟味するために予め患者数を計算した研究ではなかった、ということです。

例えば、この研究では6〜11ヶ月の子でインフルエンザの子は49人、うちワクチンを打っていたのは8人と記載されています。対して、インフルエンザにならなかった子は166人、そのうちワクチンを打っていたのは34人でした。忘れてはいけないのは、この１６６人の「インフルなし」と判断された子のうちには「本当はインフルエンザだった子」が含まれている可能性が高いことです。

それはともかく、両者のワクチン接種率を計算すると、それぞれ約16％と約20％です。その違いは４％です。この４％の違いが「まぐれ」かそうでないかを判定するのに、このサンプル数で十分だったのでしょうか。手元のサンプルサイズ計算用のソフトを使うと、両者の違いがまぐれかどうかを検証するには、「それぞれ」のグループに１４４７人の参加者が必要、という結果が出ました。つまり、両者の違いが「まぐれ」かどうか判定するには、本研究のサンプル数では足りなさすぎる、という意味です。

ということは、毎日新聞の「効果なし」という結論は必ずしも正しくないのです。正確には「効果があるかどうか、十分なサンプル数が得られず、その差が『まぐれ』かどうか判定できていない」というべきなのです（ややこしいですが）。

研究対象全体を扱う分析と比べ、研究対象の一部を扱う分析を「サブグループ解析」と呼びます。サブグループ解析はサンプル数がどうしても小さくなりますし、また解析を重ねれば重ねるほど「まぐれ勝ち」の可能性も高まりますから、解釈には注意が必要なのです（じゃんけんを何度もしていると、いつかは勝ちますよね。うちの娘はじゃんけんで負けると勝つまで繰り返します。それと同じ理屈です）。したがって、我々研究者はサブグループ解析を「参考」として扱うことが多いです。主たるアウトカムは被験者全体で得られた知見で、それは「インフルエンザワクチンは効いている」です。そちらを差し置いてサブグループ解析の結果をタイトルで強調するのは科学的な方法としては、妥当とはいえません。

まあ、ややこしい説明ばかりでうんざりされた読者の方も多かったと思います。しかし、この説明でもまだまだ「ざっくり」でして、細かい専門的な議論はかなり端折っているんです。

何がいいたいのかというと、ワクチンが「効く」とか「効かない」とかいう吟味をするのは難しく、たくさんの専門的な知識や技術がいるということです。

そのことは「素人は議論に参加すんな」と素人を排除するものでは決してありません。素人の方でもちゃんと教科書を読んで勉強すれば、ワクチンの効果の吟味はできるようになります。また、本書のようなポイントを押さえた一般書をお読みいただければ、自分で吟味できなくても、専門家のワクチン効果の吟味のもつ意味は理解できるようになるでしょう。いずれにしても、もしブログやツイッターなどでワクチンの効果に関する意見を表明したいのなら、前述の説明程度はスラスラ理解できなければなりません。さきほどの計算式の議論など、ワクチン効果の吟味の「いろは」に過ぎないのですから。そうでなければ、インチキな科学もどきや「トンデモ」にすぐにだまされてしまいます。

ポリオの根絶とワクチン

『予防接種は「効く」のか？』でも書きましたが、ポリオワクチンには生ワクチンと不活化ワクチンがあります。生ワクチンのほうが（おそらく）効果は高く、口から飲めるので簡便という利点があります。その代わり、副作用のほうが問題で、「ウイルス」であるポリオ生ワクチンそのものが、まれではありますがポリオ発症の原因となるのでした（vaccine associated paralytic polio）。その点、不活化ワクチンは「絶対に」ポリオの原因にはなりません。安全性においてはベターなワクチンですが、効果のほうは生ワクチンには劣りますし、注射が必要な点で簡便性や管理の面で難しいです。

ワクチンには、基本的に「正しい」ワクチンとか「間違った」ワクチンというものはありません。ほとんどの場合、「正しい使い方」「間違った使い方」があるだけです。日本ではかつてポリオが大流行し、使用していた不活化ワクチンも効果を見せず、そのため当時のソビエト連邦から生ワクチンを緊急輸入しました。この場合、生ワクチンの特性が日本のポリオ流行に有効に働いたのです。その後、日本ではずっと生ワクチンでやっていたのですが、天然のポリオウイルス感染症が国内でなくなってからも生ワクチンを続けていたために、ワクチンの副作用（ワクチンによるポリオ）の患者のほうがずっと多くなるという結果に陥ってしまいました。この場合は生ワクチンの欠点のほうが強く出てしまっているために、「正しい使い方」になっていない、という判断になります。

問題は、日本社会は「間違っている」と判断されてから、それを修正、訂正するのに時間がかかりすぎる、ということです。医者でも官僚でもそうですが、日本で秀才と呼ばれている人は「間違えない、正しい」を根拠にその優秀さが認められてきたために、間違いを受け入れるのを頑なに嫌がるんですね。それで修正が遅れるんです。アインシュタインやスティーブ・ジョブズ的な「天才」なら「間違えたら、直したらええやん」と即座に修正してくるのでしょうが、そういうタイプは日本では少ないといつも思っています。

不活化ワクチンが承認されたのは２０１２年のことでした。米国が生ワクチンから不活化ワクチンに方針転換したのが２０００年ですから、それから12年も遅れたのです。その原因の一つは、国内のワクチンメーカーで不活化ワクチンの開発が遅れ、また厚労省が国内ワクチンメーカーを保護しようとして海外からの輸入を拒んでいたためです（後述）。しかし、誤謬の認識と方針転換が遅れたのも原因の一つだったと私は思います。結局損をさせられるのは国民です。

では、日本にポリオウイルスがいないのなら、もう予防接種は必要ないじゃないか、という意見もあるかもしれません。

それは正しくありません。世界にはまだポリオウイルスが残っているからです。本稿執筆時点（２０１６年11月）で、海外から輸入された麻疹ウイルスが日本国内で麻疹を流行させています。麻疹が国内にいなくなっても麻疹ワクチン接種を止めてはいけないように、ポリオ不活化ワクチンは日本で継続しなければなりません。

現在、ポリオはアフガニスタンとパキスタンで流行が続いています。こうした国のポリオを根絶できれば、かつて天然痘がそうであったように、ポリオワクチン接種事業は終了できるでしょう。その日が早く来るのを願っています。

成人向け肺炎球菌ワクチンは「効く」のか

日本人の死亡の原因として常に上位に位置する肺炎。その肺炎や髄膜炎といった重症感染症の原因菌ナンバーワンが、肺炎球菌（*Streptococcus pneumoniae*）です。

肺炎球菌には大きく分けると、2種類のワクチンが存在します。成人向けのワクチン（ニューモバックス）と、小児向けのワクチン（プレベナー）です。小児向けのワクチンは結合型といって、通常のワクチンよりも効果が大きくなりやすいのが特徴です。その代わり、成人向けの肺炎球菌ワクチンに比べると効果のでる血清型の数が少ないのが特徴です。現在日本で提供されているワクチンは13種類の肺炎球菌に効果があるものです（プレベナー13）。

成人向け23価肺炎球菌ワクチンは人に病気を起こす肺炎球菌の80〜90％程度をカバーしてくれます（＊17）。よって守備範囲はとても広いのです。

しかし、成人向けの肺炎球菌ワクチンにはいろいろな問題点があります。まず第一に、肝心の予防接種効果があまり大きくありません。確かに重症感染症は減らしてくれるというメタ分析がありますが、先進国における肺炎そのものは減らさないとも分析されています（＊18）。肺炎球菌を原因とする肺炎も減らさない、という研究が大半で、例外的に日本の高齢者施設における肺炎球菌の肺炎が減ったという研究が一つあるだけです。その研究もメタ分析では異常な結果（outlier）と判断されています（＊19）。ニューモバックスは成人の重症肺炎球菌感染症の現象には寄与しますが、肺炎そのものの減少には寄与しないか、するとしてもわずかしかしないようです。

第二に、再接種による免疫のブースト効果があまり期待できません。本来、再接種は記憶を担うT細胞の免疫記憶を刺激するために繰り返し接種するのですが、肺炎球菌ワクチンはT細胞を刺激せず、抗体を作るB細胞だけ刺激するんです。ですので、繰り返し接種することによるブースト効果は期待できないのです。とはいえ、5年も経てば免疫能も落ちてくるだろう、ということで現在では5年後の再接種は認められていますが。

あと、運用上の問題もあります。肺炎球菌を抑えつける免疫能は液性免疫といってB細胞が中心となる抗体によって抑えられます。抗体のついた菌が破壊される場所は左の脇腹にある脾臓です。したがって、脾臓のない方、脾臓をとった方は非常に肺炎球菌感染症に弱いのです。生まれつき脾臓のない先天異常、無脾症の方とか、胃がんの手術で胃と一緒に脾臓を摘出した患者です。胃と脾臓は隣り合っており、胃がんはしばしば脾臓に浸潤《しんじゅん》していて、同時に摘出することも多いのです。

その場合、免疫をつけるために脾臓摘出の数週間前に肺炎球菌ワクチンを接種することが推奨されています。なのに、日本の医療保険では肺炎球菌ワクチンの保険適応は脾臓摘出「後」にしかありません。添付文書には「脾摘患者における肺炎球菌による感染症の発症予防」とあるのです。本来なら、「脾摘予定患者」も含めるべきです。しかも、多くの外科医は肺炎球菌ワクチンの必要性を認識していません。予防接種が打たれないままの脾摘患者も散見します。私が以前見た超重症の肺炎球菌感染症の方は、あらゆる抗生物質がまったく効かずにあっという間に亡くなってしまいました。がんのために脾臓を摘出し、しかし予防接種は受けていなかったのです。

現在、日本では65歳以上の高齢者には肺炎球菌ワクチンが定期接種となり、公費でワクチン接種が可能になっています。ところが、この運用があまりにもひどいのです。5歳刻みで、65歳、70歳、75歳……になったとき「しか」予防接種を受けることができません。分かりにくいですね（図3）。

先日、私の患者さんで74歳の方が重症の肺炎球菌感染症になりました。予防接種を受けていれば予防できていたかもしれないのに、75歳の誕生日までわざわざリスクを放置して待たねばならなかったのです。

この5年ごとの肺炎球菌ワクチン接種スケジュールは非常に細かく作られており、さぞ頭の回転の早い、緻密な思考の持ち主（官僚）が作ったんだろうな、ということが想像されます。しかし、彼（彼女）は頭の回転が早くて精緻な人かもしれませんが、大局的にものを考えることができない、一種愚鈍な人物と言わざるをえません。細かいところはもっと雑で良

図３　肺炎球菌ワクチンの接種対象者

平成28年4月1日から平成29年3月31日までは以下の方が対象となります。

1. 経過措置の対象となる方

対象者	生年月日
65歳となる方	昭和26年４月２日生～昭和27年４月１日生
70歳となる方	昭和21年４月２日生～昭和22年４月１日生
75歳となる方	昭和16年４月２日生～昭和17年４月１日生
80歳となる方	昭和11年４月２日生～昭和12年４月１日生
85歳となる方	昭和６年４月２日生～昭和７年４月１日生
90歳となる方	大正15年４月２日生～昭和２年４月１日生
95歳となる方	大正10年４月２日生～大正11年４月１日生
100歳となる方	大正５年４月２日生～大正６年４月１日生

2. 60歳から65歳未満の方で、心臓、腎臓、呼吸器の機能に自己の身辺の日常生活活動が極度に制限される程度の障害やヒト免疫不全ウイルスによる免疫の機能に日常生活がほとんど不可能な程度の障害がある方

出典：「肺炎球菌感染症（高齢者）」（厚生労働省、http://www.mhlw.go.jp/stf/seisakunitsuite/bunya/kenkou_iryou/kenkou/kekkaku-kansenshou/haienkyukin/index_1.html）を加工して作成

いから、大きなところで間違えてほしくなかったです。日本ではワクチンそのものの問題だけでなく、その運用の方法に問題があることが多いのです。肺炎球菌ワクチン５年ごとルールという奇妙な仕組みがそうですし、子宮頸がんワクチンの定期接種の積極勧奨差し控えが（科学的根拠を欠いたまま）続くという奇妙さもやはりそうです。後述するキャッチアップ接種の欠如もそのひとつです。

薬剤耐性菌の存在

抗菌薬があればワクチンは必要

ない、という意見も聞いたことがあります。しかし、それは正しくありません。

例えば肺炎球菌の場合、薬剤耐性菌が問題になっています。

マクロライド系抗菌薬というものがあります。クラリスロマイシンとかアジスロマイシンといった抗菌薬ですが、非常に多く外来で処方されています。かぜのようなウイルス感染症、抗生物質が効果を発揮しないであろう病気にもしばしばクラリスロマイシンなどが処方されていて、私を困惑させます。

そのため、日本ではマクロライド耐性菌が非常に多いのが問題です。特に問題なのは肺炎球菌です。現在日本で見つかる肺炎球菌のほとんどがマクロライド耐性菌です。かつては肺炎の治療薬として珍重されたマクロライドですが、もはや選択薬としては使いにくいのが現状なのです。

肺炎球菌感染症は古いペニシリンで治ることが多いです。しかし、多くの医師は過度に広域な抗菌薬のカルバペネムを使うことが多いのです。学会ガイドラインでもカルバペネムを使えと推奨しています。例えば、肺炎球菌が問題になりやすい細菌性髄膜炎のガイドラインでもカルバペネムが推奨されています（＊20）。他国のガイドラインではそうは推奨されていないのに、です。抗菌薬の適正使用がガイドライン上ですらできていないのです。

我々は、カルバペネム耐性肺炎球菌感染症の症例を以前に報告しました（＊21）。こういう耐性菌が存在することすら多くの日本の医師は知りません。なので、カルバペネムは最後の切り札とばかり、これさえ出していれば大丈夫だろうと処方してしまいます。自分で論文を検索して読まず、製薬メーカーの宣伝文句ばかりで情報収集している医師が、知識不足のためからこのような間違いを犯してしまいます。また、ちゃんとエビデンスやデータを吟味できない委員が作成した診療ガイドラインを鵜呑みにした医師も、同様の間違いに陥っています。

このように、日本では抗生物質の使い方に大きな問題があり、耐性菌が数多く出現しています。「抗生物質があるからワクチンがなくても大丈夫」というのは誤謬にすぎないのです。

劇的に効く小児向け肺炎球菌ワクチン

さて、効果が微妙な成人向けの肺炎球菌ワクチンですが、小児に対してはかなりの優れものです。成人向けのワクチンとは違い、より効果の大きな結合型肺炎球菌ワクチンです。

このワクチンは、肺炎、髄膜炎の原因となるインフルエンザ菌ワクチン（Hib）とともに、小児の肺炎、髄膜炎などの重症感染症を激減させています（＊22）。日本よりもずっと前から小児に対する肺炎球菌ワクチンを提供していた米国では、子供の髄膜炎はほとんどみないまれな病気になることでしょう。また、繰り返す耳の痛みや、場合によっては難聴の原因となる中耳炎もこのワクチンで減ることが分かっています（＊23）。

米国でも日本でも、13価の結合型ワクチンを4回小児に接種するよう推奨しています。また、米国ＣＤＣはＨＩＶ感染などのハイリスクな子はその後、23価の成人向けワクチンを追加するよう推奨しています。プレベナーに加えてニューモバックスの「広い」作用を加味するためです。

さて、このように結合型ワクチンは小児の肺炎球菌感染症を減らすのに非常に大きな貢献をしてきました。

そこで当然このような疑問がでてきます。「結合型ワクチンを小児以外にも、成人にも使ったらいいいんじゃないか」。

結合型ワクチンは成人の感染症を減らすのに大きな効果があるのかもしれません。効果は弱いですが多くの血清型をカバーしてくれる成人用23価の肺炎球菌ワクチンと組み合わせて使えば更に大きな効果を期待できるかもしれません。

そんなわけで、ＣＤＣは5歳以上の人（成人含む）でも肺炎リスクが高い場合は13価のプレベナーを接種するよう推奨しています。加えて、65歳以上の高齢者でも23価の肺炎球菌ワクチンの前に13価のプレベナーも追加的に接種することが現在は推奨されています。23価のニューモバックスの効果が「微妙」なため、免疫原性が高いプレベナーをまず接種し、それからより広く効果のあるニューモバックスを接種するという戦略です（＊24）。

日本では現在、未だに結合型ワクチンは成人には適応がありません。しかし、日本呼吸器学会はこのような使用方法を認め、ウェブ上に使用方法を公開しています。推奨はしないけれども、容認するという立場のようです（＊25）。

さて、本章ではワクチンとは何か、ワクチンの基盤となる免疫とはどのようなものかを説明しました。現在、日本で用いられているワクチンの現状と問題点も指摘しました。

第1章、第2章では「ワクチンの現在」を検討したので、次の第3章では、ワクチンの「未来」について考えてみたいと思います。ワクチンの将来像です。そして、それに伴う「理念」についても考えてみたいと思います。

【注】

(＊１) Singer M et al. Historical and Regulatory Perspectives on the Treatment Effect of Antibacterial Drugs for Community-Acquired Pneumonia. Clin Infect Dis. 2008 Dec 1;47(Supplement 3):S216-24

(＊２) Freedman SB et al. Effect of dilute apple juice and preferred fluids vs electrolyte maintenance solution on treatment failure among children with mild gastroenteritis: A randomized clinical trial. JAMA. 2016 May 10;315(18):1966-74

(＊３) Alter G, Altfeld M. NK cell function in HIV-1 infection. Curr Mol Med. 2006 Sep;6(6):621-9
Ward J, Barker E. Role of natural killer cells in HIV pathogenesis. Curr HIV/AIDS Rep. 2008 Feb;5(1):44-50

(＊４) Kamei T, Kumano H, Beppu K, Iwata K, Masumura S. Response of healthy individuals to ninjin-yoei-to extract—enhancement of natural killer cell activity. Am J Chin Med. 1998;26(1):91-5

(＊５) Shi M, Chen X, Ye K, Yao Y, Li Y. Application potential of toll-like receptors in cancer immunotherapy: Systematic review. Medicine (Baltimore). 2016 Jun;95(25):e3951

(＊６) http://www.who.int/mediacentre/factsheets/fs286/en/　閲覧日２０１６年６月26日

(＊７) 日本赤十字社　http://www.jrc.or.jp/activity/blood/news/131213_001189.html
閲覧日２０１６年６月26日

（＊８）https://www.jpeds.or.jp/uploads/files/saisin_1101182.pdf　閲覧日２０１６年６月30日

（＊９）Zuckerman JN. The importance of injecting vaccines into muscle. BMJ. 2000 Nov 18;321(7271):1237–8

（＊10）Cook IF et al. Reactogenicity and immunogenicity of an inactivated influenza vaccine administered by intramuscular or subcutaneous injection in elderly adults. Vaccine. 2006 Mar 20;24(13):2395–402

（＊11）G De Serres et al. The test-negative design: validity, accuracy and precision of vaccine efficacy estimates compared to the gold standard of randomised placebo-controlled clinical trials. Eurosurveillance. 2013 Sep 12;18(37):20585

（＊12）Belongia EA et al. Variable influenza vaccine effectiveness by subtype: a systematic review and meta-analysis of test-negative design studies. The Lancet Infectious Diseases [Internet]. 2016 Apr 6. http://www.thelancet.com/article/S1473309916001298/abstract　閲覧日２０１６年６月26日

（＊13）http://www.cdc.gov/media/releases/2016/s0622-laiv-flu.html　閲覧日２０１６年６月27日

（＊14）https://www.gov.uk/government/news/child-flu-vaccine-plays-important-role-in-annual-flu-programme　閲覧日２０１６年６月27日

（＊15）Shinjoh M et al. Effectiveness of Trivalent Inactivated Influenza Vaccine in Children Estimated by a Test-Negative Case-Control Design Study Based on Influenza Rapid Diagnostic Test

Results. PLoS ONE. 2015 Aug 28;10(8):e0136539
(＊16) 米国ＣＤＣサイトより　http://www.cdc.gov/flu/professionals/diagnosis/clinician_guidance_ridt.html　閲覧日２０１６年６月27日
(＊17) Daniels CC et al. A Review of Pneumococcal Vaccines: Current Polysaccharide Vaccine Recommendations and Future Protein Antigens. J Pediatr Pharmacol Ther. 2016;21(1):27–35.
(＊18) Moberley S et al. Vaccines for preventing pneumococcal infection in adults. Cochrane Database Syst Rev. 2013;(1):CD000422
(＊19) Schiffner-Rohe J et al. Efficacy of PPV23 in Preventing Pneumococcal Pneumonia in Adults at Increased Risk—A Systematic Review and Meta-Analysis. PLoS ONE. 2016;11(1):e0146338
(＊20) 細菌性髄膜炎診療ガイドライン　２０１４　http://www.neuroinfection.jp/pdf/guideline101.pdf　閲覧日２０１６年７月１日
(＊21) Doi A, Iwata K, Takegawa H, Miki K, Sono Y, Nishioka H et al. Community-acquired pneumonia caused by carbapenem-resistant Streptococcus pneumoniae: re-examining its prevention and treatment. Int J Gen Med. 2014;7:253–7
(＊22) Lucero MG et al. Pneumococcal conjugate vaccines for preventing vaccine-type invasive pneumococcal disease and X-ray defined pneumonia in children less than two years of age. Cochrane Database Syst Rev. 2009;(4):CD004977

（＊23）Pavia M et al. Efficacy of pneumococcal vaccination in children younger than 24 months: a meta-analysis. Pediatrics. 2009 Jun;123(6):e1103-1110

（＊24）CDC Pneumococcal Vaccination. https://www.cdc.gov/vaccines/vpd-vac/pneumo/
閲覧日２０１６年７月１日

（＊25）日本呼吸器学会　https://www.jrs.or.jp/uploads/uploads/files/information/haienkyukin_intro.pdf
閲覧日２０１６年７月１日

第3章

「あなたの健康」を目指せ！
——ワクチンの未来と理念

（1）　脅威となる感染症

地球規模での広がりを見せる感染症

２０１４年から15年にかけて、ギニア、リベリア、シエラレオネといった西アフリカ諸国でエボラウイルスによる「エボラ出血熱」の大流行が起きました。これまではアフリカでの感染症の流行は遠い世界の出来事として、先進国の人々は無関心だったのですが、ヨーロッパや米国内で、帰国した医療者の発症や、その医療者からの国内伝播が見つかり、大パニックになりました。日本でもエボラ輸入の懸念は大きく取り上げられ、アフリカから帰国した日本人が発熱するたびに臨時ニュースで大きく取り上げられました。正直、騒ぎ過ぎと思いましたし、実際にエボラウイルス感染のある日本人はいませんでした。せめて感染を確認してから騒ぐべきで、メディアの殺到で医療現場は余計な対応に疲弊させられました。このことは拙著『「感染症パニック」を防げ！　リスク・コミュニケーション入門』（光文社新書）に詳しいので興味のある方はご参照ください。

エボラ出血熱のような日本にはほとんど存在しない、しかし極めて致死率の高い感染症に対しては有効性の高いワクチン開発が望ましいです。いざというときに曝露後予防として用いる選択肢もありますし、流行地に対策に赴く専門家の健康を守るためにも必要でしょう。もちろん、現存する流行地で接種して現地の人々の健康を守るという目的に用いることも可能でしょう。残念ながら、エボラ出血熱の原因、エボラウイルスはコウモリなど動物由来の感染症と考えられていますから、人にワクチンを接種しても病原体そのものの根絶にはならない可能性が高いですが。このへんの考え方は豚をウイルスのレザボア（感染源）とする日本脳炎と同じです。天然痘や麻疹、ポリオのようなやり方でのワクチンによる疾患根絶は難しいということです。

いわゆる「出血熱」を起こすのはエボラばかりではありません。エボラと同じフィロウイルス科のマールブルグウイルスや、南米のアルゼンチン出血熱の原因であるフニンウイルス、ボリビア出血熱の原因であるマチュポウイルス、エボラが流行したシエラレオネなどで定期的に流行しているラッサ熱の原因、ラッサウイルス、トルコなどで流行しているクリミアコンゴ出血熱の原因、クリミアコンゴ出血熱ウイルス、韓国のハンターンで発見され、腎障害や肺疾患、そして「出血熱」を起こすハンタウイルス、東アフリカで流行し、蚊が媒介するリフトバレー熱の原因、リフトバレー熱ウイルス、そして中国で見つかり、現在日本でも定期的に患者が見つかるマダニが介する重症熱性血小板減少症候群（ＳＦＴＳ）の原因、ＳＦＴＳウイルスなど、たくさんのウイルス感染症が「出血熱」の原因になり、現在も新しいウイルスが発見され続けています。

こうした出血熱の多くは有効な治療法がなく、有効で安全なワクチンもなく、決定的な対策が取られていないのが現状です。

「まれな感染症」だけでなく「いまそこに存在する感染症」を

地球の「グローバル化」に伴い、こうした「どこか遠くの出来事」がちっとも遠くない出来事になっています。多くの日本人はビジネスチャンスを求め、海外に出張し、そこで工場を作り、顧客を開拓しようとしています。多くの外国人が日本に観光を、ショッピングを、そして仕事を求めてやってきます。深刻化する難民問題も人の動きに影響します。ＳＦＴＳのように日本に「いまそこに存在する感染症」もあります。

問題は、日本のメディアと日本人は、「まれな感染症」が勃発すると大騒ぎするくせに、それが定期的に見つかる慢性の問題になると無関心になることです。

実被害としては恒常的、慢性的な問題のほうがはるかに我々の生活に与えるインパクトは大きいのです。このようなメディアの構造的問題も、感染症対策の質に影を落としています。

ＳＦＴＳは現在も西日本を中心に定期的に患者が発見されており、その一定数は死亡しています。本稿執筆時点での患者報告数は２１９名でそのうち50名が亡くなっています（＊１）。これは２０１６年に発生した熊本地震に匹敵する被害の規模です。しかし、メディアはこの問題をまったく報じなくなってしまいました。問題が大きく、そして長期化すると黙りこんでしまう。日本のメディアの悪い癖です。しかも、これが「悪い」という自覚すら彼らにはありません。日本での被害がゼロだったエボラではあんなに大騒ぎしたのに。

蚊が媒介する感染症

エボラほど致死率は高くなくても、やはり輸入感染症として日本に大きなダメージを与えかねない感染症はたくさんあります。

例えば、蚊が媒介する感染症のデング熱、チクングニア熱、ウエストナイル熱、ジカ熱などは有効なワクチンが存在しませんでした。

デング熱については最近、アジアとラテンアメリカで臨床試験を終え、効果が確認され、メキシコ、フィリピン、ブラジルで承認された新しいワクチンがあります。血清型が４つあるデングウイルスのすべての型に効果がある4価ワクチンです。ワクチンの効果は血清型にもよりますが、5、6割といったところのようです（＊2）。他にも複数のワクチンが開発段階にあります。これまで、蚊対策しか抜本的な防御法がなかったデング熱ですが、ワクチンによる予防が可能になるかもしれません。

チクングニアもデング同様ヤブカによって媒介される感染症で、やはり高熱と体の痛みが特徴です。この痛みはデングと異なり慢性化することがしばしばあり、そういう意味ではやっかいな疾患です。近年米国など先進国でも流行を広げており、日本でもぽつりぽつりと患者が見つかっています。今後国内流行が起きかねない感染症です。

ウエストナイル熱はもともとアフリカで流行していた脳炎などを起こす感染症で、１９９9年に米国で流行して注目を集めました。鳥や蚊を媒介とする感染症で、人だけでなく鳥も病気になります。

私は１９９8年からニューヨーク市で内科研修医をしていたのですが、米国での流行はこのニューヨーク市からスタートしました。当時市内は大パニックになったのでよく覚えています。あっという間に全米に広がってしまいました。脳炎や髄膜炎、ギランバレー症候群という神経系の病気、熱、皮疹など多様な症状が出るのが特徴です。日本でも一度患者が見つかりました（輸入例）。ウエストナイルウイルスのやっかいなところは、鳥を媒介としているためにデングウイルスやチクングニアに比べると広い範囲に一気に広がっていく可能性が高いことです。このため北米大陸全体が、短期間のうちに本ウイルスの流行地になってしまいました。

ジカ熱は2016年になってから注目されているウイルス疾患です（＊3）。もっとも、このウイルスが発見されたのはずいぶん古い話で、1947年のことです。ジカウイルスもデングやチクングニア（あるいは黄熱病ウイルス）と同じフラビウイルスです。

もともとジカウイルスはアフリカ諸国、南アジア、東南アジアなど幅広い地域で見つかっていました。人に病気を起こすと分かっていましたが、デングやチクングニアに比べると軽症で、その注目度は極めて低く、好事家の感染症マニアの間だけで知られた存在でした。

ところが、2007年にミクロネシア連邦のヤップ島でジカ熱のアウトブレイクが起きます。人口6700人しかいないこの地域で5000人もの感染が起きたのだから驚きです。その後もやはり太平洋上にあるフランス領ポリネシアで2013、14年にジカ熱のアウトブレイクが起きます。

2015年、ジカ熱は中米、南米諸国でも見られるようになりました。とくにブラジルでは130万人もの感染者が発生したと考えられています。同年10月、ブラジルで小頭症のある新生児の出産が増えていることが判明しました。2016年2月までに4300もの小頭症が報告され、これは例年の10倍以上でした。フランス領ポリネシアでも後方視的な検討がなされ、やはりジカ熱のアウトブレイク後、小頭症などの新生児奇形が増加していました。ジカウイルスが小頭症の原因であることは間違いないといえましょう。

ジカ熱も、デング、チクングニア同様、ネッタイシマカなどのヤブカが媒介する感染症です。日本にいるヒトスジシマカなどもベクター（媒介動物）になりますから、日本国内でのアウトブレイクの懸念があります。

ジカウイルスは妊娠中に母子感染を起こします。だから胎児奇形の原因となるのです。

さらに懸念されるのは、ジカウイルスがセックスで感染する性格を持っていることです。デングやチクングニアは蚊からの感染対策だけでよいのですが、ジカの場合は人から人への感染も注意しなくてはなりません。すでに男性から女性、男性から男性への感染が確認されています。発症前からウイルス感染は起きうるし、発症後60日以上たっても精液からウイルスRNAが見つかっています。感染後最長何日間性感染を起こしうるかは目下のところ不明です。

ジカウイルス感染症の症状は、結膜炎、軽めの皮疹、関節痛や関節炎、熱、筋肉痛、頭痛、浮腫、嘔吐、眼の後ろの痛み（有名だが、4割程度でしか見られない）などが見られますが、いずれも軽症で、入院を要する重症例はまれです。あと、金属音が聞こえるようになったり、精液に血が混じるといった変わった症状が見られることもあります。ギランバレー症候群や髄膜脳炎、脊髄炎といった神経合併症がまれにおきます。このへんは、同じフラビウイルスのウエストナイルウイルス感染症に似ています。

また、ジカウイルスが世界のどこに分布しているのかは正確には分かっていません。例えば、過去にカンボジアでの発生例がありますが、現在もカンボジアでジカ熱が発生しているかは不明です。なにしろ軽症の「風邪」みたいな病気であり、調査するのも困難です。

日本でのリスクは海外からの持ち込み症例、ヒトスジシマカによる国内でのアウトブレイク、妊婦での感染、そして小頭症などの胎児奇形、性感染（そして結果として起こりうる妊娠後の胎児奇形）などです。ジカ熱には有効な治療薬も存在せず、有効なワクチンが望まれています。

まれな感染症でも無関係ではいられない

他にもオーストラリアなどで流行しているバーマ森林熱ウイルス感染症、ロスリバーウイルス感染症や、北欧などで流行しているシンドビスウイルス感染症、小児で致死率の高いインドのチャンディプラウイルス感染症、ネズミを介して感染し、その名の通り髄膜炎を起こすリンパ球性脈絡髄膜炎ウイルス感染症、中南米のオロポーシェウイルス感染症など、多くのウイルス感染症が世界には存在します。

こうしたウイルス感染症も将来、我々日本人と日本に無関係ではなくなる懸念がある感染症たちです。それぞれの感染症に対する有効で安全なワクチン開発が望まれるところです。

また、こうしたまれな感染症は、たとえ有効なワクチンを開発しても、それをコマーシャルベースにのせて薬事承認、販売することは困難です。数が少なくて、「商売にならない」のではは開発のインセンティブがなくなります。大学や研究所がアカデミックな活動としてワクチン開発するという手もあります。日本では文部科学省や厚生労働省が科学研究費を提供していますが、その提供基準はあいまいで、公平さ、公正さという点では不十分です。新たに作られた日本医療研究開発機構（ＡＭＥＤ）の上手な運用も役に立つかもしれません。開発者に対する経済的なインセンティブも必要でしょう。

開発だけでなく、運用、維持、管理面も大事です。まれではあるが必要な医薬品「オーファンドラッグ」と同じような扱いにし、国で一括管理、保存、供給するしくみが必要です。現在、日本では未承認の希少なワクチンは個々の研究者や医師たちの輸入、自費診療での使用に頼っています。これでは安定したワクチンの供給は困難ですし、副作用が発生した場合の責任の所在や補償など、トラブルになる可能性が生じます。将来起こりうる輸入感染症に対し、国がリーダーシップを取って戦略的な仕組みを作ることが必要なのです。ワクチン開発は、ワクチン供給や医事システムと連動して行われなければなりません。

呼吸器感染症

ＭＥＲＳ（マーズ）とは、中東呼吸器症候群（Middle East respiratory syndrome）を起こすコロナ・ウイルスのことです。このウイルスをＭＥＲＳ－ＣｏＶと略します。２０１２年に発見された比較的新しい感染症です。サウジアラビアを中心に中東諸国で流行しており、英国、米国など多くの国で輸出例も見られています。まだ確定的ではないですが、ＭＥＲＳ－ＣｏＶはヒトコブラクダが感染源なのではないかと推測されており、中東旅行時にはラクダとの接触を避けることが推奨されています。最近は韓国に輸出され、医療機関を中心に国内アウトブレイクが起きて注目されました。現在でも、サウジアラビアを中心に患者の発生が続いています。動物由来感染症の常でMERSの根絶は困難です。有効なワクチンの開発が望まれています。

同様に医療機関での感染が問題になったのが重症急性呼吸器症候群SARS（サーズ）です。こちらはハクビシンという動物が感染の由来と考えられていますが、2002年から中国南部を中心に流行し始め、あっというまに世界中に広がりました。その後流行は収まり、流行再発は起きていません。しかし、感染率が高く、死亡率も高い（約10％）この感染症も、いつアウトブレイクが再度勃発しないとも限りません。有効なワクチンの開発が必要です。

インフルエンザの新型も次々と発生しています。東南アジアを中心に発生しているH5N1鳥インフルエンザは致死率が50％以上の恐ろしい感染症です。現在のところ人から人への感染はほとんど起きないと考えられており、患者の大量発生は起きていませんが、日本への輸入が起きないとは限りません。同様に中国を中心に発生したH7N9インフルエンザも致死率の高い重要なインフルエンザです。こちらも鳥から感染する鳥インフルエンザです。他にも異なるタイプのインフルエンザウイルスが人に病気を起こす事例が世界のあちこちで報告されています。

このような呼吸器感染症は致死率も高く重要な問題です。人から人への感染を起こしやすいのもMERSやSARSの特徴ですし、現在は人から人への感染を起こしにくい鳥インフルエンザも遺伝子変異などでそのような能力を獲得することが懸念されています。こうした呼吸器感染症に対しても有効なワクチンの開発が必要です。開発、運用面の留意点についてはすでに述べたとおりです。

バイオテロ対策

２００１年９月11日の米同時多発テロ事件で、米国は大パニックに陥りました。ほどなく、メディアや政治家たちに郵便物が送られ、その郵便物の中に白い粉が入っていました。それを吸い込んだ人たちは次々に病気になりました。白い粉は *Bacillus anthracis*、炭疽《たんそ》菌という細菌であり、吸入炭疽と呼ばれる病気を引き起こしたのです。この事件は人為的に感染症を広げる行為、バイオテロリズム（バイオテロ）でした。このような郵便物を配達する郵便局員にも感染は発生し、最終的には５人の死亡者がでました。

炭疽菌は芽胞という植物の種のような状態になることができ、乾燥した環境でも生き延びることができます。封筒などに入れて郵送することが可能なのです。金属探知機にも引っかかりませんからどこにでも持ち込むことができます。

2001年の炭疽菌事件は謎の多い事件です。当初はアルカイダなどイスラム系のテロリストが犯人だと（あまり根拠もなく）疑われましたが、その証拠はでませんでした。政府の生物兵器防御研究を行っていたブルース・アイビンスが容疑者として疑われ、FBIが捜査していましたが、2008年に彼は自殺してしまいます。FBIはアイビンスの単独犯行だったと決定して2010年に捜査を打ち切りましたが、動機など分かっていないことはたくさんあります。

本件については当時ニューヨーク市で感染症研修をしていた私が『バイオテロと医師たち』（筆名　最上丈二　集英社新書）で詳しく説明しています。

炭疽菌に有効なワクチンは開発されており、研究者など一部の人には接種されています。米国では兵士に定期的な接種がなされています。これはテロリスト対策というより、戦場で自然に感染するのを防ぐためです（もともと炭疽菌は土壌や動物から感染する菌です）。ただし、初期接種が6回、その後も追加接種が必要です。

現在、日本には炭疽菌ワクチンは承認されておらず、備蓄もありません（＊4）。私が知る限り、新しいワクチンの開発も行われていません。安全で有効なワクチンは将来のテロ行為に対応するために必要だと思います。ちなみに、日本でサリン事件を起こしたオウム真理教（当時）も生物兵器を開発していました。

この他、天然痘ウイルスなどバイオテロで使われそうな微生物には有効なワクチンが必要です。天然痘は自然界からは撲滅されましたが、研究目的で米国とロシアに保存されています。そのため、テロリストに悪用されることが懸念されています。天然痘には予防接種が存在し、これが自然界の天然痘を撲滅させたのですが、生ワクチンで比較的副作用も多く、接種方法も煩瑣《はんさ》です。より安全で使用しやすいワクチン開発のニーズはあると思います。

よくある感染症のワクチン

第2章でもご説明したとおり、世界最大の嘔吐下痢症の原因、ノロウイルスは獲得免疫が発動されにくく、現在有効なワクチンがありません。小児に多い咽頭炎の原因、A群溶連菌もよくある細菌感染症ですが、これも現在のところ有効なワクチンがありません。女性や糖尿病患者が苦しむことが多い膀胱炎などの尿路感染症の最大の原因菌は大腸菌ですが、これに対する有効なワクチンもありません。その他、小児呼吸器感染症の原因であるRSウイルス、ヒトメタニューモウイルス、手足口病、パルボウイルス（子どもの「りんご病」や女性の関節炎・皮疹の原因として知られる）なども臨床現場でよくみる感染症ですが、やはり有効なワクチンが存在しません。

肺炎球菌同様、マクロライドという抗生物質の耐性化が進んでいる菌があります。マイコプラズマです。小児の肺炎の原因になりますが、抗菌薬だけでは対応できない可能性が高く、ワクチンの開発が対策の一助になると思います。

抗菌薬処方にともなって起きる偽膜性腸炎、現在 Clostridium difficile infection（ＣＤＩ）と呼ばれる疾患にも有効なワクチンがありません。医療が進歩して、多種多様な医療行為が行われるようになりましたが、その合併症として院内感染症が問題になります。院内感染症は抗生物質で治療しますが、その副作用として問題になるのが、多剤耐性菌である *C. difficile* が起こす腸炎です。現在はメトロニダゾールやバンコマイシンなどの抗生物質でＣＤＩを治療しますが、耐性菌も出現しており、治療失敗、再発、重症例が後を絶ちません。有効なワクチンが開発されれば、医療現場にとっては福音となるでしょう。

Ａ型肝炎ウイルス、Ｂ型肝炎ウイルスに対する有効なワクチンは存在しますが、やはり肝炎、肝硬変、肝がんの原因として有名なＣ型肝炎ウイルスに対する有効なワクチンは現在、存在しません。あったら多くの人は助かることでしょう。もっとも、Ｃ型肝炎については近年飛躍的な治療法の進歩があり、この感染症が「治癒」する人は増えています。もしかしたら、やり方次第では治療法の進歩がＣ型肝炎撲滅をもたらす可能性があるかもしれません。

腸管出血性大腸菌はベロ毒素を作り、溶血性尿毒症症候群（ＨＵＳ）の原因となることがあります。特に有名なのがＯ１５７と呼ばれる大腸菌です。高齢者や免疫抑制者では非常に死亡率が高く、治療法も確立されてはいません。毒素に対する有効なワクチンがあれば、その被害を減らせる可能性もあります。

現在、日本で問題になっている感染症について、ほんの僅かな例をここに紹介しました。このように、先進国の日本でも現在たくさんの感染症の問題が起きています。ワクチンがこのような問題の解決に一役買ってくれるかもしれません。

結核・ＨＩＶ・マラリア

世界三大感染症と呼ばれる結核、ＨＩＶ／ＡＩＤＳ、マラリアはそれぞれ毎年世界から１００万人前後の人命を奪っている、非常に重要な感染症です。これらにはまだ有効なワクチンが存在しません。結核には現在ＢＣＧというワクチンがありますが、その有効性については「微妙」なところで、結核患者の減少にはあまり寄与していないのが実情です。日本では

ＢＣＧが定期接種に組み込まれていますが、患者の殆《ほとん》どが高齢者である日本の現状を考えると、本当に定期接種のラインナップに必要なのか疑問視する専門家もいます（私もその一人です）。効果的な結核ワクチンがあれば世界の健康に大きく寄与することでしょう。

ちなみに、ＢＣＧは結核予防効果は「微妙」なのですが、膀胱がんの免疫療法として有効なことが分かっています。いわゆる「がんワクチン」で有効性が確立されているものはごく僅かなのですが、ＢＣＧはその例外的な存在です。

ＨＩＶはエイズ、後天性免疫不全症候群の原因です。現在は治療薬の進歩でその予後は格段に改善し、以前のような「死に至る病」ではなくなりました。それでも治療薬が高額だったり、副作用や耐性ウイルスの問題もあって、治療薬が問題のすべてを解決するというわけにはいきません。

最近では性交渉などリスクの高い行為をする方を対象に、抗ＨＩＶ薬を感染「前」に飲み続けるＰｒＥＰという方法が感染予防に有効だと言われています。しかし、これも飲み続ける面倒くささ、コスト、そして耐性ウイルスの出現の懸念があるため、最良の解決策とは言い切れません。有効なワクチンがあれば世界の健康に大きく貢献することでしょう。

ただ、予防接種が自分の免疫機構に依存した手法であり、ＨＩＶ感染がその免疫能力そのものを下げてしまう病気であること、ＨＩＶが表面抗原をどんどん変化させていき、ワクチンのターゲットが的を絞りにくいことなどから、効果的なワクチンは未だに開発されていません。

マラリアは治療や蚊対策が功を奏して、現在患者や死亡者が減少傾向にある感染症です。しかし、やはり世界的にはまだ大きな問題であり、有効なワクチンの存在が望まれています。マラリア原虫も表面抗原をどんどん変化させる特徴を持っており、有効なワクチンはまだ完成していません。

結核、エイズ、マラリアは患者数、死者数ともに非常に多い感染症です。逆に、有効なワクチンが開発されれば、世界的な健康増進に貢献できることでしょう。

ヘリコバクター・ピロリ

胃からは胃酸が出ているため、胃の中では微生物は全部死んでしまうと普通は思いますよね。ところが、19世紀に「胃の中に細菌を見つけた」という報告が次々と行われました。しかし、20世紀になって病理学者の間で一所懸命に探して、やはり胃からは菌が見つからなかったのです。１９５０年代には「胃に菌は存在しない」が定説になりました。

ところがです。１９８０年代になり、ウォーレンとマーシャルという2人のオーストラリアの病理学者が、やはり胃の中には菌がいる、しかもこれが胃潰瘍や十二指腸潰瘍の原因なのだと主張して大問題になりました。ウォーレンは70年代から胃の中に菌を見つけており、これが胃炎患者の胃から見つかっていたので「これが原因だ」と考えていたらしいのです。

とはいえ、そこに菌がいることと、これが病気の原因であることとは別問題です。因果関係を確立するのはとても難しいのです。結局マーシャルは自らこの菌を飲み込み、急性胃炎の症状が起きることを確認し、さらに内視鏡で病変部にこの菌を見いだしたのでした。

これが有名なヘリコバクター・ピロリです。ウォーレンとマーシャルはこの功績を受けて後にノーベル生理学・医学賞（2005年）を受賞したのでした（中島敏雄『よくわかるピロリ菌と胃がんのはなし』、松柏社、2013）。

ヘリコバクターは梅毒スピロヘータやライム病の原因（ボレリア）などのようなならせん形をした菌です。形がらせん形でピロピロしているからピロリ菌なのではなく、胃の幽門部（pylorus）で発見されたから、*pylori*です。英語では「パイロリ」と発音します。ヘリコバクターはそのまま、「らせん状の菌」という意味です。

現在ではピロリ菌は胃潰瘍、十二指腸潰瘍だけでなく、胃がんやMALTリンパ腫など様々な疾患の原因であることが分かっています。

ピロリ菌の除菌により、胃潰瘍、十二指腸潰瘍、そしてMALTリンパ腫は治療可能です。リンパ腫まで抗生物質で治ってしまうのは驚きと言わざるをえません。残念ながら胃がんのほうはピロリ菌の除菌で治癒されるわけではありません。手術、化学療法など、通常のがん治療が必要になります。

では、除菌により胃がんは予防できるか？　という話が当然出てきます。これについてはメタ分析があり、除菌群と非除菌群では胃がんの発生率は1・1％ vs. 1・7％と統計的に有意な差ではありましたが微妙な差でした（＊5）。研究の方法にも問題があり、一番大切なアウトカム（胃がんによる死亡）が減るかどうかは分かりません。

2013年から慢性胃炎の治療目的にピロリ菌除菌の保険適応が拡大されました。関係者は喜んでいますが、本当に喜ばしい結果なのかは、微妙な気がしないでもありません。

いずれにしても、ピロリ菌は一回除菌してしまえば再感染するリスクは高くないと言われています。日本では再感染のリスクは1年後で2％以下と言われています。ただ、最近の南米の研究では1年後の再発率は11・5％ありました。除菌のもたらす長期的なインパクトについては、まだまだデータの蓄積が必要です（＊6）。

ピロリ菌にみるワクチンの未来

さて、ここからはマーティン・J・ブレイザーの『失われてゆく、我々の内なる細菌』（みすず書房）からの受け売りです。

本書は抗生物質の使いすぎによる人間の共生微生物、マイクロバイオームの喪失に警鐘を鳴らす本です。とはいえ、決して自然崇拝主義のトンデモ本ではありません。著者のマーティン・J・ブレイザーは超一流の医学者であり、微生物と感染症のスペシャリストなのですから。感染症の世界的なバイブル、『マンデル』の監修者でもあります。

ブレイザーはもともとカンピロバクターの研究をしていました。カンピロバクターはヘリコバクターとまあ、親戚筋の菌です。胃で見つかるヘリコバクター・ピロリも以前はカンピロバクターと呼ばれていましたし。オーストラリアのウォーレンとマーシャルがピロリ菌を胃炎や胃潰瘍、胃がんなどの原因であることを突き止めた後、ブレイザーもピロリ菌の研究に従事するようになりました。

ブレイザーは日本人の胃がんとピロリ菌についても数多くの研究を行っています（＊7）。ピロリ菌が人の疾患と強く関連していることを誰よりも深く理解しています。抗生物質（など）によるピロリ菌除菌の臨床的な意義も、当然否定しません。

さて、世の中はピロリがいればとりあえず殺せ、という圧力が強まっています。ブレイザーいわく、ピロリ菌は「ヒトの主要な病原体であり、除去した方がいいという考え方は強固なものになった」のです。健康な無症状のヒトでもピロリを除菌すれば胃がんの発症を減らせる（かも）というメタ分析もあるなかで、「ピロリがいればなんでも除菌」という除菌圧力が起きるのも不思議ではありません。

しかし、ブレイザーはこのようなシンプルな理路（ピロリは病気の原因、だから殺せ）に満足しませんでした。彼は、普通の人なら、しないであろう問いを自らに行います。

「長く見過ごされてきた胃炎とピロリ菌の関連を、なぜ、ウォーレンが見つけることができたのか」

「曲がった菌」はすでに19世紀の病理学者が発見していました。おそらく、昔はほとんどの人がピロリ菌に感染していたのです。それが社会の衛生化や抗生物質の使用で「ピロリ菌をもつもの」と「もたないもの」に分類されるようになりました。だから、「もっているもの」の特徴が「もっていないもの」の存在との対比によって明らかになったのです。ブレイザーの言葉を借りれば、「ウォーレンらがピロリ菌と胃炎の関連を発見できたのは、ピロリ菌の陽性率が低下し、その感染が普遍的でなくなったが故」だったのです。

ブレイザーはさらに考えます。もともとピロリ菌はヒトと共生してきた菌です。ピロリ菌は胃に炎症を起こします。我々は正常な胃には炎症は起きていないと考えがちです。しかし、それは本当なのでしょうか。ブレイザーは問います。「問題の核心は、何が『正常』か」と。ヒトの胃に住むピロリ菌が胃に炎症を起こしている姿こそがヒトの正常な姿ではないのか、とブレイザーは飛躍的な仮説を立てます。驚くべき思考の深さだと私は思います。炎症＝病気の状態が「正常」なのだというのです。

医学は「異常」を扱う学問です。よって、なにをもって「正常」とするかは重大な問題です。しかし、我々はわりと異常と正常の違いをシンプリスティックに扱いすぎているのかもしれません。

ピロリ菌はいろいろな病気の原因です。しかし、逆に病気から身を守っている存在でもあるのです。例えば、胃食道逆流症はピロリ菌の除菌で増えることが知られています。バレット食道、食道がんもピロリ除菌で増えてしまいます。ブレイザー氏によると、「ピロリ菌が胃酸の調整を助けている」のです。

ブレイザー氏はさらに、ピロリ菌が喘息の予防に寄与していると主張します。例えば、胃酸過多による胃食道逆流症でも咳はでますが、そういうのではなく、気管支喘息、アレルギー性鼻炎やアトピー性皮膚炎などアレルギー疾患の多くが、ピロリ菌が起こす胃の中の炎症によって減っているかも、というのです。そしてピロリ菌の存在のおかげで喘息が減少するというのです。

ピロリ菌は一定の病気の原因です。しかし他の病気から身を守ってくれる存在でもあるのです。ピロリ菌は両義的な性格を持っているんです。

というわけで、「そこに菌がいる、だから殺せば良い」という考え方は必ずしも正しくはありません。抗生物質に対する耐性菌の出現も問題で、すでに多くのピロリ菌が一定の抗生物質に耐性化しています。抗生物質の副作用のリスクも忘れてはいけません。

そこで、ワクチンです。もし有効なピロリ菌に対するワクチンが開発されたら、ピロリ菌に対する免疫反応を保持しつつ、かつピロリ菌がもたらす病気も予防できるかもしれません。抗生物質のもたらす害も回避できます。ピロリ菌ワクチンは、一種のがん予防ワクチンでもあり、かつアトピー性皮膚炎などの炎症性疾患の予防法になるかもしれません。「正常な」人間として、胃に炎症を保つことで。

そのような「両方、いいとこどり」な便利なワクチンが実現可能なのか、現時点で、私には分かりません。でも、そういうビジョンを持ち、開発を夢見ることこそ「ワクチンの未来」を語ることだと私は思うのです。

現存するワクチンには欠点も多い

現存するワクチンにはあまりにも欠点が多いです。何度も打たねばならない。副作用がある。痛い。我々医療者は長年「こういうもの」として運用しているのですが、一般の方目線でいうと、「もうちょっとなんとかならんものか」とお感じになるのではないでしょうか。

子宮頸がんワクチンの副作用がどのようなものであるにせよ、このワクチンの痛みがきついというのは国内外で知られた事実であり、本ワクチンの大きな欠点だと思います。もっと痛みの小さい、あるいは経口ワクチンのように痛みのまったくないワクチンを開発する根拠は大きいと思います。

何度も繰り返して接種しないと免疫がつかないのも問題です。お金もかかるし、痛いし、面倒くさい。多くの小児用ワクチンは母親が会社を休んで小児科医を受診して接種してもらっていると思います。それでも同時接種すら十全に認められていないのであって、まったく困ったものです。女性が輝く社会、一億総活躍社会はどこへいったのでしょう。それはそうと、接種回数を少なくできれば被接種者にとってはとても大きな恩恵です。

実際、このようにワクチン接種回数を減らしても大丈夫じゃないか、という試みもなされています。例えば、狂犬病ワクチン。犬に噛まれた後のワクチン接種（曝露後予防）は６回とか５回といったたくさんのワクチンが必要、と考えられていました。狂犬病は発症してしまえば１００％死亡するという恐ろしい病気です。ワクチンも「絶対効かせなければ」と強めの推奨になります。

しかし、近年この曝露後予防接種は「4回でいいんじゃない?」という意見も出てきました。その結果、米国のACIPは4回の曝露後予防接種を容認するようになりました(*8)。

現時点では、狂犬病の曝露後予防接種は何回が適切なのか、まだ専門家の間でも意見が割れています。しかし、私が大切だと思うのは、米国ではこのようにユーザーフレンドリーな運用が科学的に可能かどうか常に検証を続けているということです。日本でも、科学的に妥当性が高くて、かつユーザーに優しい医学上の推奨がもっともっとなされるべきです。とりあえずは同時接種の積極的な容認がなされるべきでしょう。接種部位も筋注、皮下注の自由度をもっとあげてほしいものです。

日本でも従来のDTaP(ジフテリア、破傷風、百日咳)の3種混合ワクチンに不活化ポリオワクチンが加わった4種混合ワクチンが定期接種に加わりました。このような混合ワクチンの充実も、針をさす回数を減らすためには必要だと思います。

例えば、海外では麻疹、風疹、おたふくかぜ(流行性耳下腺炎)、水痘の4つのワクチンがセットになった混合ワクチンがあります。A型肝炎とB型肝炎がセットになったワクチンもあります。日本の4種混合ワクチンにB型肝炎を加えた5種混合ワクチンもあります。インフルエンザ菌とB型肝炎を合わせたものもあります。

こうした工夫も、新規のワクチンを開発するのと同様に重要な技術開発です。運用面の工夫を、もっともっとしてほしいものだと思います。米国CDCは親への説明文書で、「もっと少ない接種回数で、防御を間に合わせよう(Fewer Shots — On Time Protection)」という標語をのせ、親たちへの啓発活動を積極的に行っています。そのような仕組みと工夫も日本が学べる、学ぶべきところです。

添加物の改良も大事です。すでに述べたように、保存料たるチメロサールは自閉症の原因とはならないであろうことが、メタ分析で示されています。しかし、今後新しいワクチンが開発され、予防接種の量がどんどん増えていく場合(おそらくそうなる可能性が高いでしょうが)、増加した添加物の総量が増えて過去になかった健康被害の原因になる可能性は否定できません。そうならないためにも、ベターな添加物の開発も急務です。添加物なし、という選択肢もありますが、ワクチンの保存状態が悪くなって効果が減じてはそれこそ本末転倒です。かつて日本発の優れた抗菌薬、クラビット(レボフロキサシン)が副作用を回避するため(と私は思っていますが)に投与方法を非科学的なものにし、薬効が減ってしまった逆説が思い起こされます。

ベターなワクチンを

現存するワクチンの改良も大切です。例えば、コレラワクチンがあります。

コレラはコレラ菌（*Vibrio cholerae*）というグラム陰性菌（顕微鏡で赤くみえる菌）が起こす下痢性の疾患です。米のとぎ汁様といわれる大量の水様便で脱水の原因となります。

コレラ菌の分類は、ややこしいです。なんでややこしいのかというと分類の基準が複数あり、それが併用されているからです。

例えば、血清型による分類があります。コレラ菌の血清学的分類は鞭毛のH抗原と菌体のO抗原でなされます。例えば、このO抗原については200種類以上もあります。しかし、臨床的に意義が大きいのは病原性が強く、流行の原因となるO1とO139です。また、「O1、非O1」という分類もされています。ややこしいですね。

O1のほうはさらに3つの血清型と2つのバイオタイプに分類されます。バイオタイプというのは、ここでは形態や遺伝子的な違いが認められないのに表現型が異なるものです。3つの血清型とはInaba, Ogawa, Hikojimaの3つですべて日本人名が付けられています。ただし、臨床的には3者には大きな違いはないそうです。バイオタイプは古典型とEl Tor（エルトール）型の二つに分類されます。こちらは臨床的には意味があります。後者のほうが軽症になりやすいのです。

２０１０年１月にハイチで大地震が起き、およそ25万人の命が失われました。さらに、その年の10月からコレラの大流行が起きたから泣きっ面に蜂です。77万人以上がコレラに罹患し、９２００人以上がコレラのために亡くなっています（＊９）。

もともとハイチという国には、コレラ菌は存在していませんでした。世界でもっとも貧しい国のひとつで医療リソースも少ない国が、経験と知識に乏しいコレラという疾患の打撃を受けました。それも、巨大な地震の後で。そのため、ハイチは甚大なる被害を受けました。このコレラ菌はＯ１で血清型はOgawa、バイオタイプはEl Torでしたが、おそらくは国外から人の手（あるいは腸）によって運ばれてきたのだと推測されています（＊10）。それがどこからなのかはいまだ不明なままです。一説によると、ネパール出身の国連平和維持軍がこの菌を持ちこみ、不衛生なキャンプから菌が流れだしたとも言われています。ネパール側はこれを断固として否定しましたが、代替仮説がないため、どうも真相は国連平和維持軍持ちこみ説の可能性が高いです。

この件を受けて、国連に対する訴訟が計画されましたが、国連は訴訟から免責されているという理由から訴状は却下されました。これに異論をとなえるむきもあり、論争は続いていています（＊9、のちに国連は謝罪、ただし法的な責任は認めず）。

コレラの治療は基本的には失った水分の補給がメインです。コレラの場合は脱水の仕方が尋常ではないため、点滴治療もしばしば行われます。これにテトラサイクリン系などの抗生物質を加えます。

一般医療においては、点滴は使うべきではない、と私はさきに否定的な見解を示しましたが、コレラのように脱水のデメリットが非常に大きな場合は点滴のデメリットは相対的に小さくなります。医療行為の妥当性はこのようにメリットとデメリットとを天秤にかけて判断されます。絶対善、絶対悪の医療というのは世の中にはそんなにたくさんはありません。たいていは「文脈次第」ということになるのです。

コレラにもワクチンが存在しますが、これを用いるべきかどうかはしばしば論争になります。その効果が微妙なため、メリットとデメリットのバランスがはっきりしないからです。ハイチの地震のときにもワクチンを用いるべきか、用いないべきかの侃々諤々《かんかんがくがく》の議論が行われました。この件は拙訳『復興するハイチ』（みすず書房）に詳しいので、関心のある方はご参照ください。

そんな微妙だったコレラワクチンですが、最近、改良型が開発されました。２０１６年６月、米国食品医薬品局（ＦＤＡ）がこのワクチンを承認したのです。Vaxchoraというこのワクチンは成人の血清型Ｏ１に対して有効です。米国ＦＤＡはこれまでコレラワクチンを一つも承認してきませんでした。Vaxchoraは従来のコレラワクチンよりも優れていると認められたのかもしれません。ワクチン効果は接種10日後で90％、３ヶ月後で79％とのことです（＊11）。経口で1回投与で良い（繰り返し飲まなくて良い）のも長所です。

米国ではコレラは極めてまれです。私はニューヨーク市で研修医だった5年間の滞在期間で一度だけ、仲間が症例を経験し、症例検討会で発表しました。そのくらい珍しい病気ですから、このワクチンは短期決戦型の、アウトブレイク時の周囲の予防や、海外でのアウトブレイクに対応する医療従事者などに用いるためのワクチンなのかもしれません。

もっとも、このワクチンにも欠点がありまして、生ワクチンなために免疫抑制者や妊婦では禁忌になるであろうこと、そして小児の使用は承認されていないことです（本稿執筆時点）。また、Ｏ１型以外のコレラ菌には効果がありません。

いずれにしても、効果的なワクチンが開発されたのは朗報です。今後もこのように、「従来ワクチンがあるんだけどベターなワクチンが望まれている」領域で、どんどん新しいワクチンが開発されるべきです。

ロタワクチンの改良

ワクチン改良の事例として、ロタウイルスについても述べておきましょう。

ロタウイルスは特に小児に重篤な下痢を起こすウイルスとして有名です。下痢症の問題点は脱水ですが、特に脱水に弱いのが保持している水分量が少ない高齢者と小児です。ノロウイルスの下痢症もよく見ますが、小児のロタウイルス感染症はノロの場合よりも重症例が多いように思います。子供はぐったりし、肌がかさかさになり、目の下が落ち込んでしまい、私が経験した症例では、患者さんはまるで途上国で飢餓に苦しむ子供みたいに見えました。世界では毎年45万人の子どもがロタウイルス感染のために命を落としているそうです（＊12）。

ロタウイルスのワクチンが米国で承認されたのは１９９０年代でした（Rotashield）。しかし、1年もたたないうちにこのワクチンは市場から姿を消しました。腸重積の副作用が問題になったためです。副作用がワクチンの予防効果を上回る不利益をもたらすとき、そのワクチンは使用するべきではないのです。

その後、新しいロタワクチンが開発されました（ロタリックス）。ワクチン効果はヨーロッパのような先進国で96％、アフリカのマラウイでも49％の効果がありました。さらにロタテックという5種類のロタウイルスをカバーするワクチンも市場にでて、こちらのワクチン効果はフィンランドで１００％、バングラデシュでは43％でした（＊12）。ロタリックスとロタテックは日本でも承認され、任意接種として小児に提供されています。生ワクチンで口から飲む経口ワクチンです。ロタリックスは2回、ロタテックは3回接種します。

実は、ロタリックスもロタテックも、Rotashieldのように腸重積の原因になることが知られています。しかし、その頻度は5万～7万回に一回という比較的まれなもので、全体的にはワクチンの利益のほうが腸重積の副作用リスクを大きく上回ることが分かりました。そのため、日本をはじめ世界中でロタウイルスワクチンが用いられています。日本では残念ながら定期接種化はされていませんが。

このように、ワクチンは副作用を減らしたり効果を増したりするよう、現行のものを改良、改善することが可能です。現行のワクチンももっと効果が高い、より安全で簡便なものに改良、改善するチャンスがあるのです。

ワクチンの運用上の問題

新しいワクチンの開発も大切ですが、その運用の改善もそれと同じくらい大切です。ワクチンの未来のためには「もの」だけでなく、運用面での改善が必要なのです。

日本ではこれまで、新しい医療技術の開発がたくさん行われてきました。感染症領域もまた例外ではありません。

しかし、運用面が「いけてない」ためにせっかくの開発が台無しになったことが何度もありました。

例えば抗生物質です。

日本で開発されたレボフロキサシンはキノロンといわれる抗生物質の一種です。キノロンは現場でよく用いられる抗生物質ですが、もっともよく使われるのがレボフロキサシンです。いわば「業界基準」たる抗生物質です。

このレボフロキサシン。薬理学的には1日1回使用がもっとも効果的だと分かっていました。ですから、諸外国では500㎎錠（あるいは点滴）を1日1回で使用していました。

なのに、開発した当の日本では本薬を100㎎錠1日3回と分割して、しかも総投与量を減らして使っていました。おそらくは「副作用を減らすため」であろうと推測しますが、それがゆえにもっとも重要な薬効まで下げてしまうという本末転倒なのでした。そもそも、副作用を減らしたいのなら薬を無意味に使わないのが最良な策なのですが、そのくせ日本ではレボフロキサシンをはじめ、抗生物質を必要ない理由でしょっちゅう使っています。運用面が「いけてない」というのはこういう点です〈詳しくは拙著『99・9％が誤用の抗生物質』〈光文社新書〉を御覧ください〉。

予防接種においても運用面の問題は多々あります。

例えば、水痘（みずぼうそう）ワクチンです。

水痘ワクチンは以前からあるワクチンですが、最近ようやく定期接種に導入されました。現在定期接種化された水痘ワクチンは生後12ヶ月から36ヶ月までの小児に提供されています。実は、水痘ワクチンは日本で開発されました。岡株といって、１９７０年代に開発されたのです。

米国では２００６年から水痘ワクチンを定期接種化しています（＊13）。日本では２０１４年にようやく定期接種化がなされましたから、またしても周回遅れです。せっかく自国で開発したワクチンなのに、他国のほうがその価値を高く評価していたんですね。現在米国では水痘ワクチンをＭＭＲに加えた４価ワクチンとして接種されています。ちなみに、このワクチンは成人の帯状疱疹予防にも効果があり、60歳以上の高齢者への接種が推奨されています。日本の水痘ワクチンも帯状疱疹予防に適応はありますが、定期接種化はされていません。ここでも周回遅れです。

このように、科学的知見や技術開発が行われても、医療現場での適用、普及がなければ国民・住民に役立てることはできません。日本の医療現場においては現存する医薬品や医療技術を科学的に運用する仕組みの遅れが問題になっており、とくにそれは感染症に関してはそうでした。効果が怪しい検査や抗生物質が乱用され、科学的に妥当な抗生物質が使用されず、効果のあるワクチンが運用されてこなかったのが日本の悲しい過去（歴史）であり、現状です。

では、なぜ日本では科学的に妥当な医療が行われないのか。それは、日本の医療行政が科学的に行われていないからです。意思決定の仕組みも非合理、かつ非科学的だからです。

キャッチアップによる健康上の利益

ここでキャッチアップの問題も指摘しましょう。水痘ワクチンはようやく定期接種化されましたが、現在も水痘の免疫を持っていない患者がたくさんいます。２０１６年に発生した熊本地震でも避難所で水痘が発生しました。水痘ワクチンは曝露後予防といって、ウイルス曝露を受けた後に接種を受けても発症を予防できます。だから、私は現地で水痘ワクチン接種による水痘流行の予防を提案しました。水痘は空気感染といって非常に感染力が強く、多くの方が密集している避難所では水痘流行のリスクが高いからです。特に成人では水痘は重症化しやすいのです。そのことも、懸念材料でした。

しかし、前述のように水痘ワクチンの定期接種は生後12ヶ月から36ヶ月までの小児にしか適応されません。その他の年齢の方が接種を受けると保険適用外の自費診療ということになってしまいます。災害時には災害対策基本法に基づいて被災地の医療行為が行われますが、保険診療上認可のない行為はその対象外になると解釈されています。災害時にそのような自費診療を行うとなると、ではそのコストは誰が捻出するのだ、という問題になります。また、ワクチンの副作用がもし発生したときには誰が責任を取るのだ、という責任問題にもなります。

よって、災害時の予防的水痘ワクチンの接種は科学的には妥当で、災害医学の教科書にも記載されている正当な医療行為で、被災地に健康上の恩恵を与えるであろうにもかかわらず、採用されないことになりました。代わりに抗ウイルス薬が周囲の人々に投与されましたが、抗ウイルス薬が水痘の曝露後予防に効果的である、というエビデンスはほとんどありません。こうやってまた日本で、科学的に妥当性の低い医療プラクティスのほうが優先されたのでした。

米国の場合、定期予防接種に年齢上の制限はありません。確かに推奨年齢は設定されていますが、世の中にはそういう制度にうまく乗れない人だってたくさんいるのです。その場合、そういう予防接種のチャンスを逃した人はもうノーチャンスなのが日本ですが、米国ではキャッチアップといって推奨年齢を超過してもやはり定期接種で予防接種を受けることができるのです。日本でもキャッチアップが制度にとりこまれていれば、熊本地震のときにも科学的に妥当性の高い水痘対策ができたはずだったんです。

水痘ワクチンだけでなく、他の定期接種も日本では接種時期が厳しく限定されており、予防接種による疾患予防のチャンスが逃されています。前述のように、成人の肺炎球菌ワクチンのように、「5年ごとに接種」というあまりに非合理な仕組みも日本には残っています。キャッチアップの制度を作り、「いつでも必要な人はワクチンの恩恵をうけることができますよ」とすれば、健康上の利益は大きくなりますし、なにより制度の運用はずっと簡単になります。

災害時のワクチンについて

災害時のワクチンについてもう少し説明しておきましょう。

災害時にワクチンが使えないのは問題です。水痘ワクチン以外にも災害時に有用なワクチンは存在します。例えば、破傷風のトキソイド。破傷風に対するワクチンは破傷風菌そのものではなく、その菌の作る毒素、トキシンに対するワクチン、トキソイドを使うのでした。地震や津波の後の外傷やがれき処理時の怪我で破傷風になることがありますから、そういう怪我の後でワクチンを打ちます。

多くの場合は、ワクチンが効き始めるまでの時間稼ぎのために破傷風免疫グロブリンも注射します。これはすでに説明した受動免疫で、人間の能動免疫がワクチンで発動するにはある程度時間がかかるため、外から免疫能力を直接注入してやるわけです。米国など海外では筋肉注射が普通の破傷風免疫グロブリンですが、なぜか日本では静脈注射が普通です。

出血した人のケアをして血液曝露があった場合は、Ｂ型肝炎ワクチンと、やはり受動免疫のＢ型肝炎免疫グロブリンを同時に注射します。

もっとも、破傷風にしてもＢ型肝炎にしても、災害が起きてから対応するのではなく、事前に予防接種を行っておくのが大事です。破傷風は小児期の３種混合ワクチンに入っていますが、1968年生まれ以前の人はこの3種混合ワクチンが定期化されていませんでした。ある程度年齢の高い人や、母子手帳で3種混合ワクチンの記録がない人は破傷風ワクチンを3回接種し、以後10年ごとに再接種します。B型肝炎ワクチンも6ヶ月かけて3回接種します。この場合は破傷風のような再接種は原則必要ありませんが、ワクチンで抗体が作られない場合は3回のシリーズをやり直さねばなりません。

いずれにしても、災害対策は災害の起きていないときから始めるのが大事です。災害対策は医療セクターのみならず、電力会社、建築関係、警察、ボランティアなど多種多様な人々が集まります。災害対策に関わるすべての人が上記のような破傷風やB型肝炎対策を「事前に」行っておかねばなりません。被災地で肝炎や破傷風に罹患したら、ただでさえ乏しい医療リソースを使用し、ますます医療リソースが枯渇してしまいます。これでは善意が仇になって現地に迷惑をかけかねません。

我々は東日本大震災の後、『災害ボランティア健康管理マニュアル』（中外医学社）を作り、このような予防接種の基本から放射線曝露の回避法など、被災地に赴くボランティアなどの健康管理に有用な情報をまとめました。被災地での医療はまだまだエビデンスに乏しく、系統化、システム化が困難ですが、少しずつ情報や叡智を蓄積して、よりよい医療が提供できるように尽力していきたいです。予防接種の適切な運用もその一つです。

前述しましたが、2010年にハイチで発生した大地震の後にコレラが大流行しました。このときもコレラワクチンの運用方法について侃々諤々の議論が行われました。しかし、これは被災地でワクチンを用いることの是非そのものを議論したのではなく、あくまでも有効性の有無が議論されたのでした。災害時にワクチンを打つことそのものには、国際的にはなんの否定的な見解はないのです。

現在は遥かに効果が高いコレラワクチンが開発されましたから、今後もし同じようなコレラのアウトブレイクが起きたときは、このような議論はもうしなくてすむかもしれません。

国内ワクチンメーカー保護の是非

現在日本にはワクチン製造販売業者および輸入販売業者が15社あります。化血研、日本ビーシージー、北里第一三共ワクチン、武田薬品、阪大微研、デンカ生研、ＭＳＤ、ＧＳＫ、サノフィ、ファイザー、ＪＶ、田辺三菱、第一三共、アステラス、北里薬品です。

日本ではワクチン事業を予防接種法に準じた国策とし、国内ワクチンメーカーを保護しようとし続けてきました。そのことは、海外のワクチンメーカーの排除を意味していました。

これにより、国民に被害が出た例もあります。

例えば、前述のように日本ではポリオの予防に経口生ワクチンを使用してきました。効果の高かった生ワクチンですが、日本でのポリオ発生がほとんどなくなった後年は、その副作用のリスクのほうがずっと大きくなってしまいました。生きているウイルスであるポリオ生ワクチンそのものが、まれではありますが、小児麻痺の原因になってしまうのです。そのため、米国では2000年からポリオ生ワクチンを、小児麻痺を起こさないより安全な不活化ワクチンに切り替えました。

しかし、日本では不活化ワクチンの導入が遅れました。1980年代以降のポリオはすべてワクチンが原因となっているワクチン関連麻痺だったにもかかわらず、です。前述のように、この遅れは日本の官僚の誤謬《ごびゅう》を認めたがらない体質が寄与していると私は思っています。しかし、それ以外の原因も遅延に寄与していました。

それは、国内メーカーの開発の遅れです。

国の委託を受け、不活化ポリオワクチンを開発していたのはポリオ研（現在、阪大微研と合併）でした。ポリオ研はその後不活化ワクチンを開発し、2001年に製造承認申請していたのですが、2005年に臨床試験の実施基準に問題があり、承認を取り下げてしまったのです。そのため、厚労省は他の国内ワクチンメーカーにも不活化ポリオワクチンの早期開発を要請、結局、国内の化血研、阪大微研が２０１２年に４種混合ワクチンとして不活化ポリオワクチンの薬事承認を取ります。また、同年には海外のサノフィパスツールも単独の不活化ポリオワクチンの薬事承認を取りました（＊14）。

これは私の推測ですが、なぜ不活化ポリオワクチンの導入がこんなに遅れたのかといえば、厚労省が国内ワクチンメーカーを保護し、海外メーカーの参入を拒もうとしていたからではないかと思います。不活化ポリオワクチンは海外ではずっと前から市場に出ていたのです。それを輸入しなかったのは、国内メーカーの保護のため、と考えるのが自然でしょう。

しかし、21世紀になり、日本の閉鎖的なワクチン市場は海外からの批判を受けたようです。海外のワクチンメーカーで最初に日本に参入したのもサノフィパスツールで、これはインフルエンザ菌ワクチン（Hib）でした。２００８年に承認を得た本ワクチンは２０１１年に定期予防接種プログラムに組み込まれます（＊15）。その後、ファイザー、ＧＳＫ、ＭＳＤといった海外のメーカーが日本市場に参入してきました。これも私の推測ですが、不活化ポリオワクチンは国内メーカーの完成、承認を受けて、海外からの参入も防ぎきれなくなり、両者を同年に承認するという形で「手打ちにした」のではないでしょうか。

熊本市にある化血研は、国内にあるワクチンメーカーの大手です。承認書と異なる手順で血漿分画製剤を生産し、それを長年にわたって隠蔽していました。

これを受けて化血研は厚生労働省から110日間の業務停止命令を受け、ワクチン出荷も自粛しました。そのためいくつかのワクチンの供給が途絶えた時期がありました。また、2016年の熊本地震も化血研に被害を及ぼし、一部の生産体制がストップ。これもワクチン供給を一時的に滞らせました。同様に、結核用のBCGワクチンを製造していた日本ビーシージーも、承認書と異なるワクチン製造を行っていたために厚労省から業務改善命令がでました（薬事日報2016年5月2日）。

化血研が設立されたのは戦後間もない1945年です。前著『予防接種は「効く」のか？』で述べたように、戦後間もない日本では感染症が深刻な問題であり、GHQ主導でこれをワクチンを中心に制御しようとしました。時期を同じくして化血研は設立され、ワクチンと各種血液製剤の製造を行っていたのです。

ちなみに血液製剤ですが、これは国内の血液で作ることはできません。日本の輸血は日本赤十字社が献血事業で行っていますが、無料で提供していただいた献血を用いて血液製剤を作り、これで利益を得ることは倫理上問題だと考えられていました。そこで、血液製剤はすべて海外からの輸入血で作られていたのです。そのため、肝炎ウイルスなどの感染症が問題になりましたし、後にこのことが、ＨＩＶが混入した血液製剤の使用による「薬害エイズ」問題の遠因ともなります（２００３年に血液法が施行され、現在では国内献血も血液製剤製造に用いることが可能になっています）。化血研でも当時非加熱の血液凝固因子製剤を使用したためにＨＩＶ感染者とエイズ患者が発生し、このことは民事訴訟となり、１９９６年に和解となっています。

現在、化血研はインフルエンザ、日本脳炎、（不活化ポリオワクチンの入った）四種混合ワクチン、Ａ型肝炎ワクチン、Ｂ型肝炎ワクチンなどを製造しています。また、免疫グロブリン（受動免疫付与に用いる）やアルブミンといった血液製剤も製造しています。

このように血液製剤とワクチンの2本立てで事業を展開していた化血研ですが、前述のように、製造方法の問題が露呈しました。２０１５年5月、ＰＭＤＡ（医薬品医療機器総合機構）が化血研で立ち入り調査を行い、国内献血由来の血漿分画製剤の全製品について製造販売承認書と異なる製造方法によって製造していたことが判明したのです。遅くとも１９９５年ころまではこのような不正が行われており、なんと何十年もその状態が放置されていたのだそうです。加えて、インフルエンザワクチンなどワクチン製造についても不正が行われていました（＊16）。

国民の健康という「国益」

さて、この問題を受けて私は「国策とは何か」を考えます。

国内メーカーを保護するのは国策に見合ったことだと考えられがちです。本来国策とは国民の利益を再優先にした策のことです。それが国民国家（nation-state）というものでしょう。しかし、国内メーカーを過度に保護、見方によっては甘やかし、競争力やコーポレート・ガバナンスを損なうような方向性に誘導した場合、それは国民にとっての利益といえるでしょうか。そういう意味では、国内メーカーの過度な保護は国策に反していると考えるべきではないでしょうか。

また、前述したように化血研は先の熊本地震の被害に遭い、そのためにワクチン製造、供給が遅れてしまいました。自然災害が多い日本だけでワクチンを製造していれば、大災害が起きたときに一気にワクチン供給が途絶えてしまいます。

例えば、化血研はB型肝炎ワクチン「ビームゲン」を製造していますが、業務停止命令や熊本地震で、一部の医療機関でその供給が遅れました。B型肝炎ワクチンは医療従事者が患者の血液から曝露を受けたとき、自らの健康をまもるための大事なツールです。神戸大学病院のように入職時にこのワクチン接種を（原則）義務付けている医療機関も最近増えてきました。しかし、化血研の問題で、ワクチン供給が滞り、入職時に医療従事者の安全を保持できなくなる懸念が生じました。

幸い、海外メーカーのMSDがやはりB型肝炎ワクチン（ヘプタバックス）を提供していますから、こちらを用いるという選択肢が残っていました。ビームゲンとヘプタバックスは僅かな違いはありますが、基本的には両者は「同じもの」と解釈してほぼよいと私は思います。また、3回接種するB型肝炎ワクチンは、異なるメーカーのワクチンを複数用いて接種しても効果には支障がないと考えられています。ビームゲンが不測の事態で供給が途絶えた場合、ヘプタバックスを使ってそのリスクを回避できます。ヘプタバックスの供給が何らかの理由で途絶えた場合は、その逆の策を取ることができます。

近年、あちこちで「選択と集中」という言葉を聞きます。しかし、私が考えるに、「選択と集中」というのは一般的には愚策です。それは他の策がすべて潰えたときの、やけくその窮余の一策であり、いわば「バクチ」です。通常、我々は何かを計画するときにリスクを分散するはずです。財産すべてをどこかの企業の株に代えたりするのは愚かな金策といえましよう。国内メーカーにこだわりすぎず、海外という「別の選択肢」を持っていたほうが、災害その他の問題が生じたとき、リスクヘッジは容易になります。それが、日本国民の国益に合致しているのはいうまでもありません。

それに、海外メーカーとの競合があれば、日本のワクチン事情の「ガラパゴス化」の改善が促されます。例えば、日本のワクチンはほとんどが皮下注射ですが、副作用や効果の観点からは筋肉注射のほうが合理的なことが多いです。海外のワクチンを導入すれば、「海外では筋注が普通」という常識が国内でも働きます。そういう「常識」を知らないと、いつまでも日本の事情だけに固執する、ガラパゴス化が起き、それも国民の健康という国益に反する結果をもたらします。

米国の予防接種制度

米国の予防接種制度については前著『予防接種は「効く」のか?』でも説明しましたが、おさらいも兼ねてここで少し振り返っておきましょう。なぜなら、日本の予防接種の未来を語るには「制度改革」が必須だからです。そして、一番のお手本になりそうなのは予防接種先進国の米国だからです。

米国の予防接種システムは官民合同で行っています。定期接種（routine immunization）が普及しており、多くの病気がこれで予防されています。日本だと定期接種を提供するのは市町村の仕事ですが、日本のような国民皆保険制度のない米国では民間の医療保険会社も定期接種を提供しています。米国というと「強いものが勝つ」といった自助努力バリバリのキャピタリスティックな国のようなイメージがありますが、こと予防接種に関してのみは極めて互助的です。米国には医療保険を持っていない人がまだたくさんいますが、予防接種を受けていない小児は１％未満といいます（『Vaccines, 6th ed.』）。

日本では定期接種というと小児と高齢者がほとんどですが、米国では青少年の予防接種にも熱心です。Tdapと呼ばれる青少年の百日咳ワクチン、髄膜炎菌ワクチン、ヒトパピローマウイルスワクチン（いわゆる子宮頸がんワクチン）、インフルエンザワクチンは青少年に定期接種として提供されています。

米国の予防接種はまず米国食品医薬品局（ＦＤＡ）による使用承認が必要です。そのためにはワクチンの有効性と安全性を吟味した研究データが必要になります。

実際の予防接種運用方針を決めるのは米国疾病予防管理センター（ＣＤＣ）と予防接種諮問委員会（ＡＣＩＰ）です。

ＡＣＩＰは１９６４年に設立されていますが、予防接種に関連した15人の専門家からなっています。選抜するのは米国保健福祉省（ＨＨＳ）長官です。ＡＣＩＰが推奨した予防接種の使い方をＣＤＣが承認し、ここで米国における予防接種の使い方が決定されます。ＡＣＩＰはリエゾン組織と協働していますが、米国小児科学会（ＡＡＰ）や米国家庭医学会（ＡＡＦＰ）、米国産婦人科学会（ＡＣＯＧ）など多様な臨床家が参加しているのが特徴です。また、ＡＣＩＰ会議は年３回行われますが、これは公聴可能でウェブ上でも公開されています。私も一度、ＡＣＩＰ会議を公聴したことがありますが、委員がひとりずつそれぞれのワクチン運用に対して「私は賛成だ」「反対だ」と挙手していたのが印象的でした。

予防接種については米国でも原理主義的な反対論者が多く、ＡＣＩＰ会議の会場外ではそういう団体がデモをやったりしているのですが、公の場で自説をはっきりと表明するＡＣＩＰ委員たちにプロフェッショナルな精神を感じたものです。

また、ＡＣＩＰは２０１０年からＧＲＡＤＥフレームワークというデータのエビデンスの質を吟味する系統的な方法を採用しています。コスト効果についてはＡＣＩＰが直接吟味するのではなく、ＣＤＣが前もってワクチンの経済的な側面を吟味したデータをＡＣＩＰに提示します。が、最終的な決定はＡＣＩＰ会議に委ねられます。日本のように裏で財務省が厚労省に横槍を入れるといった不透明でドロドロした意思決定はしません。

また、米国の定期予防接種スケジュールにはキャッチアップスケジュールが加えられているのが特徴で、日本のように一定期間を外れてしまうと予防接種の恩恵にあずかれないといった硬直性はありません。肺炎球菌感染症の予防に何年も待たねばならないといった非合理性もありません。前述の同時接種の励行など、米国のプログラムはワクチン接種率を高めるための工夫が多々施されています。

ワクチンの副作用は米国でも難しい問題です。米国のアーミッシュの間で麻疹が流行したのも宗教的な理由ではなくて副作用への（ただしこの場合は誤った）懸念からでしたね。米国では1986年の法改正で、使用するワクチンのリスクについて情報提供を十分に行うことを義務化する一方、有害事象が生じた場合の補償もシステム化しました。ワクチンメーカーや医療者は法律により、患者・家族などからのワクチン有害事象を根拠とした訴訟は免責されています。重篤な副反応は報告する義務とシステムもあります（vaccine adverse event reporting system、VAERS）。

日本の予防接種制度はというと……

日本でも2013年の予防接種法の改正にともない、医療機関から副反応報告を義務化するようになりました。しかし、被接種者の補償のシステムは明確ではありませんし、報告した医療者やメーカーの訴訟からの免責もありません。同時接種が認められているのか、そうでないのかも明確ではありません。これでは円滑な予防接種の推進と、被害者の救済は困難です。定期接種よりも任意接種での補償額が低いのも問題です。本来なら、医療者やメーカーは罰しない、しかし、被害者は救済するという無過失補償制度が必要なのですが。

本来、定期接種に組み込むか否かは医学が決める事項です。日本では、それを政治が決定するおかしな仕組みになっています。よって、ワクチン反対者などのロビー活動があると、科学が引っ込んで政治が顔を出し、国民の健康はそっちのけで、ドロドロの妥協策で定期接種化が決定されます。このような意思決定方法は原始的で前時代的です。日本が真に医療の先進国であるためには、このような時代錯誤な意思決定システムと決別する必要があります。

例えば、おたふくかぜ（流行性耳下腺炎）やA型肝炎ワクチンなどは任意接種です。しかし、医学的に吟味すれば本来、定期接種に組み込むべきワクチンです。国立感染症研究所によると、おたふくかぜは2016年に増加傾向で、これは5、6年ごとの周期的なおたふくかぜの流行のトレンドに合致したものだそうです。おたふくかぜの合併症、無菌性髄膜炎も同様に増加傾向だそうです（＊17）。本稿執筆時点（11月）で、我々もおたふくかぜの症例をしばしば相談されています。このような日本で慢性的に存在している感染症が看過されているのは問題です。

それが看過されているのはなぜかというと、再三指摘していますが、政治が定期接種を決めているからです。そもそも、たとえ任意接種であっても、医学的に有効であるならば（有効でないならばそもそも承認してはいけないのだから、有効なのは当たり前ですね）、無料で提供するか、せめて医療保険に収載すべきなんです。医療保険は病気の治療に行うべきで、予防は関係ないという主張は詭弁です。すでに多くの医薬品が予防目的で保険収載されています。例えば、ニューモシスチス肺炎予防のための抗菌薬などがそうです。ワクチンがこの制度に乗れない道理はありません。

ビジョンのない予防接種行政

日本では予防接種推進専門協議会というのが２０１０年に設立されました。組織構造はＡＣＩＰのそれと似ており、ＡＣＩＰのように多職種による協議が行えるようになっています。

もともと日本版ＡＣＩＰを目指した組織だったのでしょう。

しかし、予防接種法改正が行われ、厚生科学審議会予防接種・ワクチン分科会が設立されたため、予防接種推進専門協議会がＡＣＩＰのような意思決定機能をもつことができなくなってしまいました。分科会のメンバーは厚労省が選びますが、その人選の根拠は不明で公開されていません。例えば、新聞記者がメンバーに入っていますが、日本の新聞記者は基本的に科学論文を読むトレーニングを受けていません。ワクチンの是非を吟味し、科学的に評価する能力はないはずです。だから、分科会が行っているのは日本に導入すべきワクチンの科学的吟味ではなく、単なる「合意の形成」なのです。

しかも、予防接種・ワクチン分科会そのものが新規承認のワクチンの定期接種化などを決定するわけではありません。改正予防接種法にも「分科会をおく」という一文しかなく、彼らが最終決定者ではないのです。

最終決定するのは国会です。なぜなら、各ワクチンの定期接種について法律で事細かに明記されているからです。だから、日本の場合、新規定期接種は法律を改正しないと導入することはできないのです。結局、ワクチンの素人である官僚が法案を書き、国会で審議して改正法を通過させないと、新しい予防接種の運用方針は決まらないのです。年３回ＡＣＩＰ会議が開かれ、新たな予防接種の運用法が決定される米国とは天と地ほどの差があります。

予防接種法は理念を語るだけでよいのです。運用は法律で行わず、ＡＣＩＰのようなプロフェッショナルな団体が科学的に決定するのが妥当です。日本の予防接種決定のプロセスは非常に前時代的です。

ついでにいえば、予防接種・ワクチン分科会が子宮頸がんワクチンの「積極的な接種勧奨差し控え」という不可思議な方針を推奨したのです。それは、定期接種から外すことを正当化するデータはないが、接種を推奨しないという一種のダブルスタンダードでした。もちろん「もう少しデータを集めて」と期間限定的にこのような措置をとるのはしかたがないと思いますが、結局あれから何年たっても「差し控え」は解除されていません。解除の基準すら定められていないのです。

結局、改正予防接種法は何度も議論された「日本版ＡＣＩＰを」「無過失補償制度を」と何度も議論されてきたワクチン問題を棚上げしただけでした。確かに、以前に比べれば他国との「ワクチン・ギャップ」の問題は小さくなりました。しかし、表面的な形式は改善しても、根本的なところは全然よくなっていないと私は思います。それは、日本の予防接種制度には未来を見据えたビジョンがないためです。

では、あるべきビジョンとはなんでしょうか。

日本の予防接種のあるべきビジョン

ところで、既に少し触れましたが、予防接種を論ずるとき、必ず「個人の予防」なのか、「集団の予防」なのかという議論が起きます。予防接種法でも第一条に、

伝染のおそれがある疾病の発生及びまん延を予防するために公衆衛生の見地から予防接種の実施その他必要な措置を講ずることにより、国民の健康の保持に寄与するとともに、予防接種による健康被害の迅速な救済を図ることを目的とする。

とあります。しかし、現在任意接種の場合や未承認ワクチンを海外から輸入した場合はこの法律による救済は行われませんから、文章の後半部分はおかしいです。

それよりさらにおかしいと思うのは、「伝染のおそれがある疾病の発生及びまん延を予防するために公衆衛生の見地から」という文章です。この文章ができたのは予防接種法が作られた昭和23年です。

昭和23年というと、第二次世界大戦後まもなくの頃で、帰国した軍人・軍関係者や大陸から帰国した人たちが持ち込んだ病原体のために日本ではたくさんの感染症が流行していました。前著『予防接種は「効く」のか？』で説明したとおり、そのような感染症の流行に対しては多くの対策法が考えられますが、当時のＧＨＱは予防接種がもっとも手っ取り早くて安価な対策法だと考えました（下水道の完備などよりはずっと簡単です）。よって、このような法律ができたものと考えられます。

しかし、現在においてこのような集団の利益のために個を殺す、といった印象を与えかねない文章は時代錯誤としか言いようがありません。大切なのは個であり、例えば伝染病のまん延予防のために予防接種が強制されるようなことは許されません（実際、現在では許されていませんし）。私は現行の予防接種法の条文は、実にアナクロな悪文だと思っています。

法律では予防接種の対象者は予防接種を受ける努力義務があり、保護者には予防接種を受けさせるため必要な措置を講ずるよう努めなければならないとも書いてあります（第九条）。余計なお世話だ、と私は思います。国には国民・住民が健康に生きていけるよう努める「義務」がありますが、ひとりひとりの国民・住民が集団の健康に責任を取る「義務」は本来ありません。そのような責任を個々に押し付けるのは残酷だと私は思います。我々には健康に生きていく権利はありますが、健康でいる義務や、他人を健康にする義務などないのです。

本来、予防接種の目指すべき理念は「国民の健康」に他なりません。自国の国民・住民が回避できる病気のために苦しむことは人道的に許しがたい。だから国が率先して国民・住民の健康に寄与する予防接種を提供するべきなのです。そして、それは義務ではなくプロモーションであるべきなのです。ワクチンを無料にするべきなのは、有料よりも無料のほうがアクセスがよくなるからです。決して「公衆衛生の見地」だからではありません。

定期接種の副作用で亡くなった場合の補償金は任意接種での場合の補償金よりもずっと高額です。それは国に対して公衆衛生上の貢献をしたといういわば「ご褒美」です。私はそのような考え方そのものが間違っていると思います。

本来、予防接種の副作用で苦しむ人を救済するのは、その苦しんだ人に対する、純粋に苦しみに対する補償であるべきなのです。よって、たとえ任意接種の副作用に苦しんだ人に対しても同等に、十分な補償が行われるべきなのです。

なぜ訴訟に到るのか

現在、子宮頸がんワクチン接種後に健康を損ねた方々が国とメーカーを相手に訴訟を起こしています。健康被害の問題についてはすでに述べました。ここで私が考えたいのは「なぜ訴訟なのか」です。

予防接種には本来的に利点と欠点があります。接種者に健康をもたらすこともあれば、不健康をもたらすこともあります。ワクチンが推奨されるのは、もたらす健康の利益のほうが不健康という不利益の可能性よりもずっと大きい場合です。実際、子宮頸がんワクチンもそういうワクチンなのです。しかし、多数の方にワクチンを接種していればある一定の確率で不健康のほうが健康よりも大きくでてしまう方が出現します。それはある程度やむを得ないことです。だから、予防接種の補償制度というものが存在するのです。

しかし、その制度を越えてさらに訴訟を起こしたいという動機はどこからくるのでしょう。もちろん、金銭的な動機もあるかもしれません。しかし、私が推測するに、それは「国家の利益のために個人の健康が損なわれた」という恨みの気持ちからなのではないでしょうか。「私の健康のための行為が、残念ながら私の健康には到らなかった」という理由でも訴訟は発生し得るのでしょうが、前者のほうが後者よりも恨みの気持ち（ルサンチマン）は大きくなるのではないでしょうか。

あくまでも大切なのは「私の健康」

予防接種の目的は接種を受けた個人の防衛「だけ」に絞るべきです。もちろん、個の防衛が進んでいけば、「集団の防衛」が導かれます。これは定期接種であっても任意接種であっても同じことです。任意接種のおたふくかぜ（流行性耳下腺炎）も接種者が増えれば、流行もより起こりにくくなります。逆に、定期接種の日本脳炎は基本的にウイルスをもつ豚とウイルスを媒介する蚊対策が流行を抑えますから、人への予防接種は「公衆衛生上の貢献」には寄与しません。でも、これですらみんながワクチンを打ったおかげで、人間における日本脳炎の発症は激減しているのです。だから、やはり個の防衛はつきつめていけば集団の防衛につながっているのです（寄与はしていないだけなのです）。

結局は個の健康の追求こそが集団の健康という結果を生むのです。

かといって、集団の健康のために個人の健康を犠牲にしてもよい、という国家主義、国家優先主義は絶対に許容してはならないのです。国民のために国家が存在するのであり、その逆であってはならないのだから。

事実、１９９４年の予防接種法改正のときは、「義務接種から勧奨接種に」、「集団防衛から個人防衛に」と方針が大きく変換され、予防接種は社会を守るための個人の義務ではなくなりました。あくまでも大切なのは「私の健康」なのです。

しかし、そういう観点からいうと、定期接種と任意接種の２階建ての現行制度はあきらかにその精神には矛盾していますす。補償額の格差についてはまったく納得いきません。

繰り返します。予防接種の目的は個の健康「だけ」にすべきです。集団の健康は個の健康が集積された余剰産物に過ぎません。このようなヘンテコでアナクロで時代遅れな概念で定期接種か任意接種かを決定すること自体が非科学的で、かつ非人道的です。そしてそのような時代遅れな考え方が日本を未だに予防接種後進国、先進国から数周遅れの国にし続けているのです。

予防接種行政は理念を持て

日本の官僚は、現在の予防接種制度や法律を説明するのは実に上手です。しかし、彼らには予防接種の「理念」を語ることができません。本来、理念は政治家が語るべきものなのでしょう。しかし、私は現存する日本の政治家にもビジョンや理念を見いだすことができません。しかし、事実上の「立法者」である官僚にも見いだせません。少なくとも予防接種については見いだせません。彼らにあるのは体裁づくりと、声の大きなロビイストとの調整作業だけです。

昭和23年から続き、改正が重ねられた現行の予防接種法は戦後まもなくの「集団防御」のメンタリティーそのままの時代遅れの法律です。それが時代遅れだ、と気づかない、言葉に対する感性の乏しさを私は残念に思います。本法を起草した官僚の、そしてこれを通した政治家たちの理念の欠如、感性の欠如を憂うのです。

なぜ、個々の予防接種の運用を法律が、そして予防接種の素人である官僚や政治家が決めるのか。なぜ分科会に素人の新聞記者が入っているのか。日本のジャーナリストは、ごく一部の例外を除けば普通の医学論文も読む能力を持たない、科学リテラシーゼロの人たちです。科学部の人たちですら論文を読みこなせていません。そういう人たちが各ワクチンの是非を判定しているというのが、非論理、非科学が横行する日本社会の象徴です。

素人は黙ってろ、という意味ではありません。政治家と（事実上の立法者の）官僚が示すべきはビジョンなのです。理念なのです。予防接種が日本の国民・住民にどういうアウトカムをもたらすべきなのか、その未来像を示すのが彼らの責務なはずです。ジャーナリストだって同じです。

ところが、日本の政治家にも官僚にも、そしてジャーナリストにもビジョン、理念はありません。あるのは形式の体裁を整える能力と、現状説明能力だけです。しかし、彼らはプロフェッショナルな科学者・医学者ではないので医学的、技術的なワクチンの吟味能力はありません。ビジョンが持てず、実務能力だけが頼りなので、彼らは勢い、具体的なワクチン接種の運用方法まで自分たちで決め、法律の条文に加えようとしてしまいます。それは本来の彼らの仕事ではなく、ワクチンのプロの仕事なのに。

日本のワクチン行政が２周遅れなのは、個々のワクチンが承認されたとか、定期接種に組み込まれたとかいう些末な物理的な問題ではありません。それぞれの役職が適材適所にプロの仕事をできていない。システムと構造が根本から間違っているから、部分的な、テクニカルなところでもボロボロと間違え続けるのです。

医療者は何をすべきか

医療者は医療のプロなので、まずは現存するデータをしっかりと吟味し、それを分かりやすく行政や一般社会に提示することが必要です。

第１章で述べたようにワクチン・予防接種は医療における一手段です。医療者の中にもワクチン・予防接種を他の医療手段と切り離してなにか特別なものであるかのように捉えている場合があります。しかし、ワクチンは医療のツールに過ぎません。他の医療行為同様、適切な対象に適切な目的で用いれば役に立ちますし、そうでなければ役に立たなかったり、場合によっては有害ですらあります。

したがって、ワクチン・予防接種は「ワクチン・予防接種」と全体的に扱ってはいけません。それぞれのワクチンがどのような対象に、どのような目的で用いられると、何が起きるのか。そのような「各論的な議論」が必要です。だから、原理的にプロ・ワクチンとか、アンチ・ワクチンという立場はとれないはずですし、とるべきではないのです。

日本小児科学会はすでにワクチンの妥当な接種を推し進めており、同時接種や筋肉内注射についても見解を述べています。感染症に関わる他の諸学会も小児科学会を見習い、同様の展望や要望を行い、日本の医療がより良い医療になり、国民が利益を受けるよう尽力すべきでしょう。医療者たちのコミットメントが必要です。

同時に、予防接種の副作用についても十分に配慮する必要があります。子宮頸がんワクチン接種後に健康を害した方は、治療してくれる医者を見つけられずに困っていると聞きます。まず第一に、血液検査や画像検査で異常がでないような健康問題にも対応できる個々の医者の総合力、臨床力が必要になります。第二に、ワクチン接種後の病に対して、それがワクチンが原因であってもそうでなくても、真摯に対峙し、医療者として最善を尽くすべきだと思います。

ワクチン後進国と言われ続けるのは日本の医療者として忸怩《じくじ》たる思いです。この悔しさを医療者は共有すべきでしょう。悪評はひっくり返すべきです。我々が尽力して、いつか日本が「ワクチン先進国」と呼ばれるように、それがワクチン産業の勃興のような前時代的な価値観ではなく、ワクチンの理解と運用面で世界をリードし、模範となり、そしてワクチン・予防接種の未来像を示すべきなのです。

私たちとワクチン

繰り返しになりますが、ワクチンは医療ツールの一つに過ぎません。まずは臆見を排しましょう。ワクチンに特別な意味や価値観や世界観を入れ込んではいけません。「自然」と「人工」のような無意味な分類も排しましょう。アリストテレスが間違えていても、21世紀の我々が間違えていてよい道理はありません。

ワクチンには他の医療行為同様、利益とリスクの両者が併存します。どちらかかたっぽうだけ見るのではなく、両方見ましょう。怖がるのはかまいませんが、事実を無視して、根拠なく怖がるのはよくありません。ワクチンのリスクは必ず、起こるかもしれない感染症その他の病気のリスクと比べましょう。どちらがましなリスクなのかを考えましょう。

そして、あなたの健康を大事にしてください。私が願うのはそれだけです。ワクチンが有効に使われれば、あなたの健康に寄与する可能性は高いです。本書をお読みいただき、「あなたにとって」あるべきワクチンの使われ方を考えてみてください。あなたの家族やかかりつけ医とも相談してみてください。そして、我々医療者や日本の行政関係者やワクチンメーカーやその他関係者たちが、今よりもずっとずっと上手にワクチンを使えるよう、叱咤激励をいただければ幸いです。

【注】

（＊1）http://www.nih.go.jp/niid/ja/diseases/sa/sfts.html　閲覧日２０１６年６月28日

（＊2）Capeding MR et al. Clinical efficacy and safety of a novel tetravalent dengue vaccine in healthy children in Asia: a phase 3, randomised, observer-masked, placebo-controlled trial. Lancet. 2014 Oct 11;384(9951):1358–65

Villar L et al. Efficacy of a tetravalent dengue vaccine in children in Latin America. New England Journal of Medicine. 2015 Jan 8;372(2):113–23

（＊3）Petersen LR et al. Zika Virus. New England Journal of Medicine. 2016 April 21;374(16):1552–63

（＊4）緊急災害医療支援学ホームページ　http://www.group-midori.co.jp/logistic/bc/biology/anthrax.php　閲覧日２０１６年7月１日

（＊5）Fuccio L et al. Meta-analysis: can Helicobacter pylori eradication treatment reduce the risk for gastric cancer? Ann Intern Med. 2009 Jul 21;151(2):121–8

（＊6）Morgan DR et al. Risk of recurrent Helicobacter pylori infection 1 year after initial eradication therapy in 7 Latin American communities. JAMA. 2013 Feb 13;309(6):578–86

（＊7）Ando T, Peek RM, Lee Y-C, Krishna U, Kusugami K, Blaser MJ. Host cell responses to genotypically similar Helicobacter pylori isolates from United States and Japan. Clin Diagn Lab

Immunol. 2002 Jan;9(1):167–75. など

（＊８）Use of a Reduced (4-Dose) Vaccine Schedule for Postexposure Prophylaxis to Prevent Human Rabies [Internet]. https://www.cdc.gov/mmwr/preview/mmwrhtml/rr5902a1.htm 閲覧日２０１６年６月28日

（＊９）Why The U.N. Is Being Sued Over Haiti's Cholera Epidemic [Internet]. NPR.org. http://www.npr.org/sections/goatsandsoda/2016/03/21/471256913/why-the-u-n-is-being-sued-over-haitis-cholera-epidemic　閲覧日２０１６年６月30日

（＊10）Chin C-S et al. The Origin of the Haitian Cholera Outbreak Strain. New England Journal of Medicine. 2011 Jan 6;364(1):33–42

（＊11）FDA approves vaccine to prevent cholera for travelers http://www.fda.gov/NewsEvents/Newsroom/PressAnnouncements/ucm506305.htm　閲覧日２０１６年７月１日

（＊12）Vesikari T. Rotavirus vaccination: a concise review. Clinical Microbiology and Infection. 2012 Oct 1;18:57–63

（＊13）Seward JF et al. Varicella Vaccine Effectiveness in the US Vaccination Program: A Review. J Infect Dis. 2008 Mar 1;197(Supplement 2):S82–9

（＊14）国立感染症研究所　清水博之のスライドによる　http://www.nih.go.jp/niid/images/idsc/kikikanri/H25/20131017-04.pdf　閲覧日２０１６年６月29日

（＊15）Sanofi Pasteur・ホームページより　http://www.sanofipasteur.com/en/articles/japan-chooses-sanofi-pasteur-for-first-enhanced-inactivated-polio-vaccine.aspx　閲覧日２０１６年６月29日

（＊16）第三者委員会報告書より　http://www.kaketsuken.or.jp/images/stories/press/credibility/all-Investigativereport.pdf　閲覧日２０１６年６月29日

（＊17）国立感染症研究所　感染症週報　２０１６年第23週　http://www0.nih.go.jp/niid/idsc/idwr/IDWR2016/idwr2016-23.pdf　閲覧日２０１６年６月29日

参考文献

Plotkin ら『Vaccines, 6th ed.』Elsevier.2013
ワクチンのバイブル的な教科書で、こちらが知りたいことはほとんどこの本に載っています。大著ですが英語は平易で、調べたい項目を読むというやり方で用いています。重たかった本書ですが、Kindle版もあるので持ち運びが実に容易になりました。

中野貴司『予防接種コンシェルジュ　現場で役立つワクチン接種の実践法』中山書店、2015
ハンディな本ですが、内容は充実しています。医療者向けの教科書ですが、日本のワクチンの歴史や、同時接種、皮下注／筋注などの日本独特の問題についても理性的に解説され、文献引用も豊富です。日本語のワクチンの教科書としては極めて質が高いと思います。一般の方が読んでも理解できる部分が多く、「です、ます」調の読みやすい本。

あとがき

同じトピックで本を書くのは色々なリスクが伴います。しかし、医学の進歩はものすごく早いので、過去の仕事でしまいにできないことも多いのです。本書が予防接種という「概念」の理解に少しでもお役に立てれば幸いです。本書はかなり突っ込んだ内容を扱っています。異論、反論などございましたらぜひお聞かせください。本書の最後で述べたように、私は日本の予防接種の現在にはたくさんの問題を感じています。今よりもずっとよくなることを心から願っています。そのためでしたら、自分の意見を変えることにはまったく躊躇しません。ベターなアイデアは拝聴いたします。

本書の内容は私のブログ「楽園はこちら側」やフェイスブックに載せた内容などを、読者のご意見をいただいて内容を改変して載せています。みなさんのご意見を聞きながら文章を推敲したいという筆者の思いからです。ご了承ください。

「予防接種は怖くない」。少なくとも、他の医療行為と比べて怖がる必要はありません。予防接種に特別な観念や価値を「盛っては」いけません。

「怖くない」とはリスクがないことではありません。リスクはもちろん、あります。しかし、そのリスクをきちんと見据え、予防接種の利益とともに真正面から見据えている限り、それは「怖い」ものではないのです。本当に怖いのは、なんだかよく分からないもの、きちんと吟味されていないものですから。正体の分からないモノこそ、怖いのです。だから、正体を見ましょう。真正面から、臆見を排して。

本書作成にご協力いただいた光文社新書の草薙麻友子さんと廣瀬雄規さんに心から御礼申し上げます。

岩田健太郎（いわたけんたろう）

1971年島根県生まれ。島根医科大学（現・島根大学医学部）卒業。沖縄県立中部病院、ニューヨーク市セントルークス・ルーズベルト病院、同市ベスイスラエル・メディカルセンター、北京インターナショナルSOSクリニック、亀田総合病院を経て、2008年より神戸大学。神戸大学都市安全研究センター感染症リスクコミュニケーション分野および医学研究科微生物感染症学講座感染治療学分野教授。著書に『予防接種は「効く」のか？』『99・9%が誤用の抗生物質』『「感染症パニック」を防げ！』『サルバルサン戦記』（以上、光文社新書）、『「リスク」の食べ方』『食べ物のことはからだに訊け！』（以上、ちくま新書）、『感染症医が教える性の話』（ちくまプリマー新書）、『「患者様」が医療を壊す』（新潮選書）など多数。

ワクチンは怖《こわ》くない

2017年1月20日初版1刷発行

著　者 ── 岩田健太郎
発行者 ── 田邉浩司
装　幀 ── アラン・チャン
印刷所 ── 萩原印刷
製本所 ── フォーネット社
発行所 ── 株式会社光文社
東京都文京区音羽1-16-6（〒112-8011）
http://www.kobunsha.com/
電　話 ── 編集部03(5395)8289　書籍販売部03(5395)8116
業務部03(5395)8125
メール ── sinsyo@kobunsha.com

 ISBN 978-4-334-03965-3

855
悩み・不安・怒りを小さくするレッスン
「認知行動療法」入門
中島美鈴

うつ病の治療などで実績を上げ、近年、注目を集める認知行動療法。「リスクが低く、目に見える成果が出やすい」と言われる心理療法のポイントを臨床心理士が分かりやすく解説。

978-4-334-03958-5

856
視力を失わない生き方
日本の眼科医療は間違いだらけ
深作秀春

世界のトップ眼科外科医、眼科界のゴッドハンドが語る日本の眼科の真実。眼の治療をめぐる日本の非常識、時代遅れを斬る！　生涯「よく見る」ための最善の治療法、生活術とは。

978-4-334-03959-2

857
売れるキャラクター戦略
〝即死〟〝ゾンビ化〟させない
いとうとしこ

愛されて長生きする、キャラクター成功法則とは？「コアラのマーチ」のCMなど人気広告の制作、運営に関わってきた第一人者による、失敗しないキャラクター戦略！

978-4-334-03960-8

858
SMAPと平成ニッポン
不安の時代のエンターテインメント
太田省一

「アイドル」を革新しながら活動を続ける国民的グループ・SMAP。「平成」という社会に受け入れられたその意味と背景とは？　今、一番読むべきエンターテインメント論！

978-4-334-03961-5

859
イ・ボミはなぜ強い？
知られざる女王たちの素顔
慎武宏

日本女子ゴルフ界を席巻し、二〇一六年度賞金女王を最後まで争ったイ・ボミ、申ジエら韓国人ゴルファーたち。彼女たちの実像とその人気の秘密を、日韓横断取材で解き明かす。

978-4-334-03962-2

860
教科書一冊で解ける東大日本史
野澤道生

教科書に書かれていないものは出ない。知識ではなく歴史の本質を問う東大入試の日本史を、高校教員が作った独自のチャートを使って解く。受験勉強、社会人の学び直しに最適！

978-4-334-03963-9

861
結果を出し続ける
フィジカルトレーナーの仕事
中野ジェームズ修一　構成　戸塚啓

青山学院大学駅伝チーム、卓球の福原愛選手らさまざまなクライアントを持つ名トレーナーが、リオ五輪や箱根駅伝秘話、そのストイックな仕事術を大公開。青学原晋監督推薦！

978-4-334-03964-6

862
ワクチンは怖くない
岩田健太郎

インフルエンザや、子宮頸がん……etc. ワクチンにまつわる「結論ありき」の議論を排し、本当に「あなたの健康」をもたらすワクチンとの付き合い方、その本質をすっきり伝授。

978-4-334-03965-3

863
ネットメディア覇権戦争
偽ニュースはなぜ生まれたか
藤代裕之

ヤフー、LINE、スマートニュース、ニューズピックス、日本経済新聞という、スマホに注力するニュースメディアを徹底取材。巨大な影響力を持つネットメディアの未来と課題を示す。

978-4-334-03966-0

864
医者の稼ぎ方
フリーランス女医は見た
筒井冨美

「医者の本音」をカネ抜きで語るな！　大学病院からなぜ医師が逃げるか。有能医師はいくら稼ぐか。フリーランス医師はどの科にいるか。100以上の病院を渡り歩く医師の辛口レポート。

978-4-334-03967-7